主编

张 伟（主任医师）

满 江（主任医师）

养生治病一本通

中国秘方

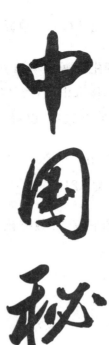

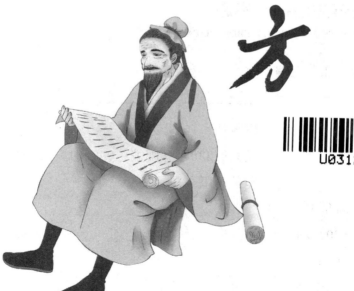

河北科学技术出版社

·石家庄·

U0312610

图书在版编目（CIP）数据

中国秘方养生治病一本通 / 张伟，满江主编. 一石家庄：河北科学技术出版社，2012.4（2021.6重印）

ISBN 978-7-5375-5166-3

Ⅰ. ①中… Ⅱ. ①张… ②满… Ⅲ. ①养生（中医）-基本知识 Ⅳ. ①R212

中国版本图书馆CIP数据核字（2012）第060453号

中国秘方养生治病一本通

ZHONGGUO MIFANG YANGSHENG ZHIBING YIBENTONG

张 伟 满 江 主编

出版发行：河北科学技术出版社

地　　址：石家庄市友谊北大街330号（邮编：050061）

印　　刷：三河市金泰源印务有限公司

经　　销：新华书店

开　　本：170×240　1/16

印　　张：18.5

字　　数：225千字

版　　次：2012年6月第1版

印　　次：2021年6月第2次印刷

定　　价：89.00元

　　中医秘方是中医药的重要组成部分，是博大精深的中华医药宝库中的一朵奇葩，其历史源远流长。留传至今的秘方，久经实践的检验，具有他种医药无法替代的奇功异效。许多秘方材料易得，配制简单，方便实用，疗效显著，甚至不花分文就能治好疑难杂症，不由人不惊叹中医之伟大、中医秘方之神奇妙用。

　　为了发扬光大中国传统医药事业，以造福人类、济世救人，我们组织有关专家多方搜集资料，经过反复的挑选和验证，精心编写了这本《中国秘方养生治病一本通》。

　　本书遵循"撷取精华，重在实效，操作简单"的原则，共收集古今名家和民间秘方约2000首，以科为纲，以病统方，以方为主。全书共分十章，除了秘方养生、秘养五脏、秘方美容之外，还包括内科、外科、妇科、男科、儿科、五官科、皮肤科等疾病的秘方治疗。多数方剂下皆含原料、制用法、功效以及来源、注意事项等。既有药物的内服、外用，又有非药物的治疗；各种中草药配有图解，使得全书图文并茂，版式优美，条目清晰，便于家庭查阅和中医药工作者学习参考，对证施治，是一部较为实用的中医临床用书。

　　最后，衷心期望本书能深入到每个家庭，成为一部百姓家庭治病、防病、养生的必备读物。由于作者水平所限，书中不足之处敬请读者批评指正。

编　者

◀目录 Contents

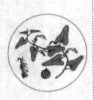

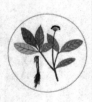

第五章　秘治外科病

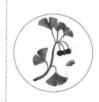

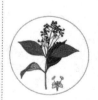

中国秘方养生治病一本通

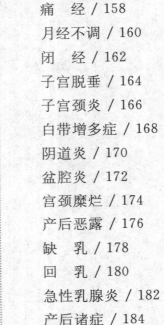

目录

| 第九章 | 秘治五官科病 |

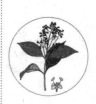

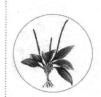

第十章　秘治皮肤科病

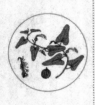

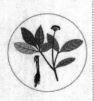

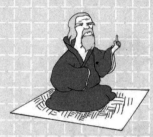

ZHONGGUO MIFANG YANGSHENG
ZHIBING YIBENTONG

秘方养生

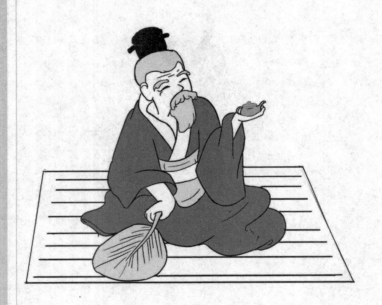

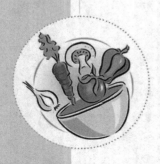

本章看点 ▼

- ◉补阴方
- ◉补气方
- ◉补阳方
- ◉补血方

补阴方

滋阴常用药物：有沙参、天冬、麦冬、玄参、石斛、玉竹、百合、枸杞子、女贞子、旱莲草、龟板、鳖甲；常用中成药有六味地黄丸、大补阴丸等。

方一 燕窝银耳汤

原料：燕窝 6 克，银耳 9 克，冰糖 20 克。

制用法：燕窝、银耳用温水泡发去杂质放人碗内加入冰糖和适量清水上笼用旺火蒸 10～15 分钟即可。每日早、晚各 1 次，连食 10～15 日。

功效：养阴补肺。

方二 青蒿党参汤

原料：青蒿 12 克、鳖甲 10 克、地骨皮 10 克、党参 12 克、丹皮 10 克、焦白术 10 克、薄荷 6 克、灯心草 15 克、醋柴胡 10 克、赤芍 12 克、白芍 12 克、白茅根 15 克、生甘草 10 克。

制用法：水煎服，每日 1 剂。

功效：养阴清热。

方三 天门冬膏汤

原料：天门冬 6～15 克。

制用法：将天门冬用水洗净，浸泡后去皮心，捣烂取汁，用沙锅文火煎，十成煎至三成，加白蜜，熬至成膏，贮瓶内，7 日后服用，每日早、晚空腹时用白开水调 1 汤匙膏服用。

功效：润补五脏，益阴养身。

方四 冬虫夏草汤

原料：冬虫夏草 6～9 克。

制用法：水煎服；或多和

鸡、鸭、猪瘦肉等炖食。

功效：滋肺补肾，秘精益气，止咳化痰，适用于痰饮喘嗽，咯血，自汗盗汗，阳痿遗精，腰膝酸痛，病后久虚不复诸症。

 黄精汤

原料：黄精鲜者30～60克。

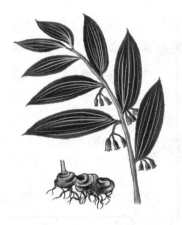

黄　精

制用法：若蒸食，黄精与鸡肉同蒸，鸡熟食用。若炖食，黄精与猪肉炖食，可加蜜或冰糖食用。若水蒸，每剂量为9～15克，服下。

功效：功能滋肺，滋肾养胃，适用于肺虚燥咳，肾虚腰酸，头晕，足软脾气不足，倦怠纳差，脾胃阴虚，口干食少及糖尿病等。

 灵芝饮

原料：灵芝、水或者酒各适量（不同制法量不同）。

制用法：若酒浸，将灵芝切成块，浸于米酒中，20日后饮用，每次1小杯，1日2次。若水煎，剂用量为3～15克。若吞服，将灵芝干燥后，研为细末，每次2～6克。

功效：补脾肺，养肝肾，宁心神，强身体，适用于虚劳、咳嗽、心悸失眠、消化不良、腰膝酸软、耳鸣眩晕等症。

补阳方

助阳常用药物：鹿茸、海狗肾、蛤蚧、冬虫夏草、巴戟天、淫羊藿、仙茅、肉苁蓉、补骨脂、胡桃、杜仲、菟丝子、韭菜子等。常用中成药有金匮肾气丸等。

方一 山药羊肉汤

原料：羊肉500克，怀山药50克，葱白30克，姜15克，胡椒粉6克，黄酒20克，精盐3克，味精适量。

制用法：将羊肉去筋膜，洗净，略划几刀，再入沸水中焯去血水。将葱、姜洗净，葱切成段，姜拍破。怀山药洗净，将羊肉、怀山药放入沙锅内，加适量水，先用武火浇沸后，撇去浮沫，放入葱白、生姜、胡椒粉、黄酒，转用文火炖至羊肉酥烂，捞出羊肉晾凉。将羊肉切成片，装入碗内，再将原汤除去葱、姜，加精盐、味精，搅匀，连怀山药一起放入羊肉碗内即成。

功效：补脾益肾，温中暖下。

方二 山药枸杞蒸鸡

原料：肉鸡1只（约1000克），北芪15克，党参20克，山药40克，枸杞30克，水发香菇、笋片各25克，调料适量。

制用法：将肉鸡宰杀，掏出内脏，洗净备用；将北芪、党参、山药、枸杞、香菇、笋片洗净，放入鸡内，将鸡的切口缝好，置干净的盘上，上蒸笼蒸大约1小时即成。

功效：补脾益肾。

方三 蜈蚣蚁酒

原料：蚂蚁 50 克，炙蜈蚣 20 克，仙灵脾、牛膝、巴戟天各 10 克，白酒 100 克。

制用法：将蚂蚁、炙蜈蚣、仙灵脾、牛膝、巴戟天放入容器中，加入白酒浸 1 个月，勾兑过滤即成。每日 2～3 次，每次 20 克。

功效：酒香宜人，温补肾阳。

方四 狗脊菟丝子汁

原料：狗脊、川断、菟丝子各 30 克。

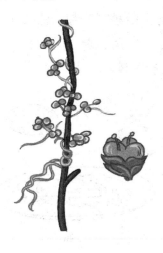

菟丝子

制用法：熬药的时候，先

把药在水中泡上半小时，然后加入 400 毫升水；待药汁熬成一半后，把药汁倒出来，再用同样的方法熬一次；把两次熬出来的药汁混在一起，每天早、晚各喝 200 毫升。

功效：培补肾阳，缓解腰肌劳损。

方五 仙茅茶

原料：仙茅（药店有售）5 克、红茶 3 克，水 200 毫升。

制用法：开水冲泡后饮用，冲饮至味淡。

功效：温肾阳、壮筋骨，适用于男子阳痿精冷、小便失禁、腰腿疼痛与女子阴冷、性欲低下等。

方六 菟丝麦冬茶

原料：菟丝子 5 克、麦冬 3 克、花茶 3 克。

制用法：用 250 毫升开水冲泡后饮用，冲饮至味淡。

功效：补肾养心，适用于心肾不足引起的阳痿早泄、遗精滑精、小便赤灼、口干烦热、失眠多梦。

补气方

补气常用药物：人参、党参、太子参、黄芪、山药、白术、甘草、大枣、黄精等；常用中成药和方剂有四君子汤、补中益气汤、参苓白术散、生脉散等。

方一　陈皮炖鸭腿

原料：鸭腿肉350克，干陈皮、鲜陈皮、葱、姜、茴香少许。调料：盐、味精、料酒、白糖、黄酒。

制用法：将鲜陈皮切成丁备用；鸭腿去骨、切块、洗净；葱姜备用。先把鸭块氽一下水，氽水时加一点料酒去腥；锅中加油，烧热后放入葱丝、姜块，煸出香味放入鸭肉；鸭肉炒至表面呈熟色，煸干水分后加酱油、干陈皮丝、茴香及适量的水；武火烧滚后放入黄酒、盐、白糖，盖上锅盖改成中文火焖；等到鸭肉酥烂后，改用武火收浓汤汁，拣去姜块、茴香，出锅前放入鲜陈皮。

功效：滋阴润燥、养胃理气。还可以提升孩子的抗病能力。

方二　首乌煲鸡蛋

原料：鸡蛋2个，何首乌30克，山楂15克，陈皮6克，酱油、八角、精盐、白糖、生姜片各适量。

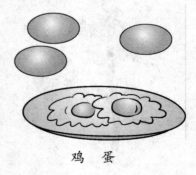

鸡 蛋

制用法：将鸡蛋、酱油、精盐、八角、白糖、生姜片一并投入沙锅中，文火煮沸20分钟，取出鸡蛋，浸泡于冷水中，剥去蛋壳，再将去壳的鸡蛋放入沙锅中，煮沸约15分钟，除药渣即成。

功效：健脾益肾，益气养血。

 太子参炖鹌鹑

原料：鹌鹑肉250克、瘦猪肉100克、党参15克，怀山药30克，桂圆肉10克，枸杞子15克，芡实10克。

制用法：将鹌鹑肉、瘦猪肉洗净，切块，党参、怀山药、桂圆肉、枸杞子、芡实洗净，一同放入沙锅，先用武火煮沸，再用文火炖煮1.5小时，调入精盐即成。

功效：补五脏、益中气。

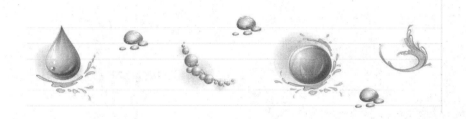

补血方

补血常用药物：熟地黄、何首乌、当归、白芍、阿胶、桂圆肉、桑椹子等；常用中成药和方剂有四物汤、归脾汤、当归补血汤等。

方一 制首乌粥

原料：制首乌 60 克，红枣 3～5 枚，粳米 100 克。

制用法：先以制首乌煎取浓汁去渣，加入红枣和粳米煮粥，将成，放入红糖适量，再煮一二沸即可。热温服。首乌忌铁器，煎汤煮粥时需用沙锅或搪瓷锅。

功效：补肝益肾，养血理虚。

方二 糯米薏苡仁粥

原料：糙糯米 100 克，薏苡仁 50 克，红枣 15 枚。

制用法：同煮成粥，食用时加适量白糖。

功效：滋阴补血。

方三 远志枣仁粥

原料：远志 10 克，酸枣仁 10 克，粳米 50 克。

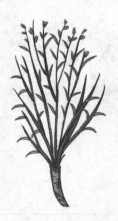

远 志

制用法：将远志、枣仁、粳米洗净。粳米放入沙锅中，加适量清水，武火煮沸，然后放入远志、枣仁，文火煮至米烂粥稠即成。

功效：补益肝肾，养血安神。

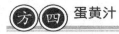 蛋黄汁

原料：鸡蛋2个。

制用法：取蛋黄打散，水煮开先加盐少许，入蛋黄煮熟，每日饮服2次。

功效：滋阴补血，尤其适用于缺铁性贫血。

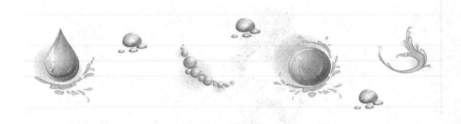

秘养五脏

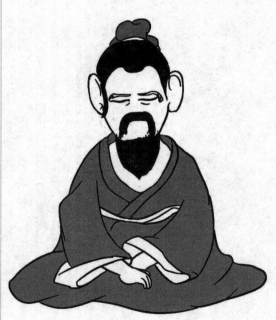

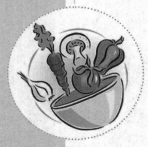

本章看点 ▼

●补心方　　　●补肝方
●健脾方　　　●补肺方
●补肾方

补心方

补心安神多用于心气虚证。心气虚指由发汗、泻下太过，或劳心过度，心气耗损或年老脏气日衰、病后体虚所致。表现为心悸，气短（活动时加剧），自汗，胸闷不舒，面色苍白，体倦乏力，舌质淡，舌体胖嫩，苔白，脉虚等。多见于现代医学中的冠心病、风湿性心脏病、心神经官能症、低血压症、神经衰弱、贫血、心律失常等。

方一 大枣浮小麦汤

原料：大枣 15 枚，浮小麦 50 克，甘草 10 克。

制用法：煎煮 1 小时，去甘草后食用。

功效：益气养心、安神定志。适用于病病（精神恍惚、心烦失眠）患者。

方二 田七丹参川芎炖乌鸡

原料：田七、丹参各 12 克，川芎 5 克，党参 15 克中药店均有售），乌鸡半只，红枣 3 枚，生姜 3 片。

制用法：各物分别洗净。

药材稍浸泡；乌鸡去脏杂、尾部；红枣去核。一起与生姜放下炖锅内，加入冷开水 1000 毫升约 4 碗量），加盖隔水炖 2 个半小时便可。进饮方下盐，为 3 人用。

功效：合而为汤，有通经络、祛瘀养心的功效，也是冠心病患者的平素食养汤方。

方三 人参菠菜饺

原料：鲜绞肉 450 克，人参粉 10 克，调味料酱油 15 克，糖 10 克，盐 7 克，味精 5 克，胡椒粉少许。

制用法：将绞肉与调味料搅

拌均匀；人参粉对水180克，分次倒入原料；顺同一方向搅拌肉馅；将肉馅搅拌至上劲即可。

功效：补气补血，补心安神。适用于气虚无力、心悸、四肢无力等。

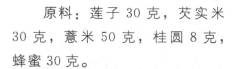

方四 人参百合粥

原料：白参5～6片，百合50克，粳米100克。水适量。

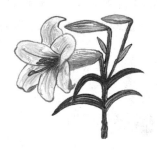

百　合

制用法：浸泡1小时许，文火煎煮成粥，粥将成时入冰糖调味食用。每日1～2次。

功效：益气养阴，清心润肺。主治胸闷气短、久咳喘嗽、心烦、失眠、自汗、盗汗、惊悸，以及神经衰弱、肺结核低热等。

方五 龙眼莲子汤

原料：莲子30克，芡实米30克，薏米50克，桂圆8克，蜂蜜30克。

制用法：莲子、芡实米、薏米、桂圆肉加水500克武火煮开；用文火煮1小时；加入蜂蜜即成。

功效：补心脾，安心神，适用于心脾气血两虚所致的心悸、心慌等症。

方六 开心散

原料：石菖蒲30克，茯苓60克，人参15克，远志15克。

制用法：诸药烘干，加工研为细末，每次5克，每天早、中、晚各1次，空腹用温开水冲服。

功效：安神定志，益气养心，适用于心气虚所致的神疲气短、心神不宁、头晕心闷等症。

补肝方

补肝益气之法多用于肝气虚证。肝气虚又称肝气不足，指肝本脏的精气虚损及肝的功能活动减退。就其症状而言，《太平圣惠方》载："夫肝脏虚损，气血不足，内伤寒冷，致使两胁胀满，筋脉拘急，四肢厥冷，必腹疼痛，眼目尽暗，手足常青，胁中不利，不能太息者，是肝气不足之候也。"结合临床表现，肝气虚除具备以上症状外，当有气虚证表现，如神疲乏力，气短懒言，舌胖或有齿痕，脉虚无力等；肝与情志关系密切，肝气虚会出现情绪异常，如抑郁不快，烦躁不安，多梦善恐等。

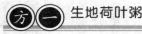

方一 生地荷叶粥

原料：新鲜荷叶 1 张，粳米 100 克，生地 20 克，冰糖少许。

制用法：先将新鲜荷叶、生地洗净煎汤，再用该汤同粳米、冰糖一起煮粥，即可食用。

功效：益肝、清暑热、散淤血。适用于肝阴亏损、虚火上炎所致的高血压、高血脂、脂肪肝、肥胖症，以及夏天感受暑热所致的头昏脑胀、胸闷烦渴、小便短赤等症。

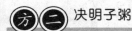

方二 决明子粥

原料：决明子 20 克，粳米 100 克，冰糖、清水各适量。

制用法：将决明子捣研末。粳米淘洗干净，冰糖打碎。在锅中放入清水、粳米，旺火煮沸后，加入决明子，再改用文火续煮至粥成，然后加入冰糖，再沸即可。

功效：降脂降压、清肝明目、通利大便。适应于高血脂、高血压、脂肪肝、肝炎、习惯性便秘、头痛头晕、目赤肿痛等病症。

方 三 山楂丹参粥

原料：干山楂片30克，丹参15克，粳米100克，冰糖少许，清水适量。

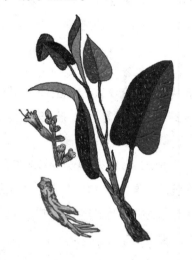

丹 参

制用法：先将山楂、丹参洗净，粳米淘洗干净。在锅中放入清水、山楂、丹参，煮沸后约15分钟，滤去渣滓，加入粳米、冰糖，续煮至粥成食用。

功效：活血化瘀、降脂降压。适应证：冠心病、心绞痛、高脂血症、高血压、脂肪肝等症。

方 四 葵花仁粥

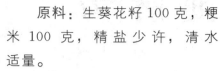

原料：生葵花籽100克，粳米100克，精盐少许，清水适量。

制用法：先将生葵花籽去壳，粳米淘洗干净。取锅放入清水、葵花仁、粳米，先用旺火煮沸后，再改用文火煮约15分钟，加入食盐调味即成。

功效：补肝潜阳、降脂降压、滋补强壮。适应证：高血压、高脂血症、脂肪肝、冠心病、血痢等症。

方 五 白菊黄豆粥

原料：白菊12克，黄豆30克，桑叶10克，夏枯草15克，粳米50克，冰糖少许，清水适量。

制用法：将上药洗净后煎汁去渣，入粳米、黄豆、冰糖，共煮成粥。

功效：疏风清热、降脂降压。适应证：肝火内盛所致的目赤肿痛、咽干口苦、头晕目眩，以及高血压、高脂血症、脂肪肝、脑血栓等症。

健脾方

健脾养血之法多用于脾气不足。气虚证是指脾气不足，失其健运所表现的证候。多因饮食不节，劳累过度，久病耗伤脾气所致。主要临床表现：纳少、脘腹胀满、食后尤甚，大便溏薄，神倦乏力，少气懒言，面色㿠白或萎黄，或见浮肿或消瘦，舌淡苔白，脉缓弱。

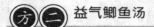 **方一　红枣花生汤**

原料：红枣、花生、冰糖各30克。

制用法：先煎花生，后加红枣、冰糖。每天1剂，每晚睡前服，30天为1个疗程。

功效：补益脾胃，还可降低血清谷丙转氨酶水平。对急慢性肝炎、肝硬化患者血清谷丙转氨酶升高者效果显著。但伴有胆囊炎、风湿病合并心衰的患者，应配合清热利湿或祛风除湿药。

方二　益气鲫鱼汤

原料：鲫鱼1条，生黄芪15克，党参10克，白芍10克，陈皮5克，食盐、葱姜、植物油、味精适量。

制用法：将鱼去鳞及内脏，冲洗干净。将生黄芪、党参、白芍、陈皮共同放入干净纱布中，制成药袋。将药袋放入鱼腹中，鱼腹用棉线缝合。炒锅加植物油，油热后，鱼放锅中略炸一下，放姜丝、葱末，加清水适量，慢火炖煮，至汤呈奶白状，加盐、味精调味，即可食用。

功效：有健脾益气之功。适用于脾气不足而致乳房瘦小，面色不华，心悸气短，形体不丰等。

方 三　山药莲子汤

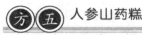

原料：怀山药 30 克，莲子 35 克，薏苡仁 30 克，白糖适量。

制用法：将莲子去皮去心，与怀山药、薏苡仁一起洗干净，共入沙锅中，加水适量，以文火煮至熟烂，放入白糖即成。口服每日 1～3 次，每次 150～200 毫升。

功效：益气健脾，除湿止带。适用于饮酒过量、灼伤胃络而致酒精性胃炎、精神疲倦、困重乏力、食欲不振、大便溏泻、两足水肿、带下色白，或淡黄无臭，如涕如唾、连绵不尽等。

方 四　带鱼益气汤

原料：带鱼 500 克。黄芪 30 克，炒枳壳 10 克。调料：料酒、精盐、葱、姜、生油均适量。

制用法：将带鱼去鳃、去内脏，洗净，斩成 10 厘米长的段。将黄芪、炒枳壳洗净，装入纱布袋中扎口。锅上火，放入生油，将带鱼段放入油锅中稍煎后，加入适量清水和药包、料酒、精盐、葱、姜，煮至鱼肉熟，拣去药包，挑出葱、姜，调好口味即成。

功效：补中益气，湿养脾胃，外达肌表，固护卫阴。久泻、脱肛、子宫下垂及气血不足、脾胃虚寒等症适用。

方 五　人参山药糕

原料：人参 3 克，山药（干）10 克，茯苓 10 克，芡实米 10 克，莲子 5 克，白砂糖 1000 克，糯米粉 1000 克，粳米 1000 克。

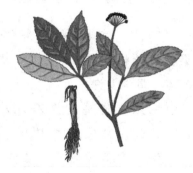

人　参

制用法：莲子温水泡后去皮、心；莲子与人参、山药、茯苓、芡实、粳米共研为粉末；粉末与糯米粉、白糖揉成面团，制成糕状；上笼用武火蒸 30 分钟。

功效：健脾胃，补元气。适用于脾胃虚弱、不思饮食等症。

补肺方

补肺养阴多用于肺气虚证。肺气虚是指肺气虚损，可由劳伤、久咳、暑热及重病之后，或脾虚不能上升清气于肺，而致肺气亏少，功能活动减弱，形成肺气虚证。临床以咳嗽乏力、畏风自汗等为主要表现。多见于哮喘、自汗，以及西医的慢性支气管炎、支气管扩张、肺气肿、肺心病等疾病。

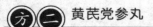 大枣三仁鸡

原料：大枣 20 枚，杏仁、白果仁、核桃仁各 10 克，鸡肉 200 克，调料少许。

制用法：将鸡肉洗净切小块，与诸药用文火炖煮 1 小时，分早、中、晚食用鸡肉、杏仁、白果仁、核桃仁及大枣，并喝汤。

功效：补肺肾、止咳喘、益精血。适用于肺肾虚损（咳嗽气喘、腰膝酸软）者。

方二 黄芪党参丸

原料：黄芪 200 克，党参 200 克，白术 150 克，防风 30 克，蛤蚧 5 对。

制用法：上药研成细末，炼蜜成丸，每丸含药 6 克，早、晚各 1 丸。每年连续或间断用药 3 个月。

功效：功能滋补肺肾，益气固表。主治慢性脉原性心脏病缓解期。

方三 阿胶五味子汤

原料：阿胶 6 克（蛤粉炒），五味子 105 克，地骨皮 6 克，天冬 6 克，麦冬 6 克，百合 9 克，贝母 6 克，糯米 10 克，茯苓 6 克，苡仁 12 克。

制用法：煮汤代水煎药服。

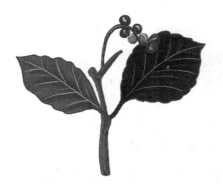

五味子

功效：养阴润肺，化痰止咳。主治肺痨。肺气大虚，身热气短，口燥咽干，甚则咳嗽吐血。

 西洋菜滚牛肉汤

原料：西洋菜 250 克，牛肉 150 克，生姜 1 片，精盐、白糖各少许。

制用法：西洋菜洗净切段；牛肉切薄片，加调味拌匀腌 10 分钟。爆姜，下适量水煲沸，放下西洋菜滚熟，下牛肉，熟后下精盐、白糖调味。口服每日 1～3 次，每次 150～200 毫升。

功效：益气，养肺。适用于纵酒嗜烟、损伤肺气而致气管炎、肺炎、胸闷气短、乏力神疲、肌肤不荣、面色不华等病症。

 猪肺虫草汤

原料：猪肺 250 克，冬虫夏草 15 克。

制用法：猪肺洗净切块，与冬虫夏草一同入锅，加水适量，先用武火煮沸，再转用文火炖煮约 80 分钟，至猪肺熟烂即成。

功效：补肺益肾，止咳平喘。

方六 洋参乌鸡汤

原料：乌骨鸡 1250 克，西洋参 25 克。盐 10 克，味精 2 克，胡椒 2 克，姜 15 克，大葱 15 克。

制用法：净鸡一只去脚爪、翅尖，洗净漂去血水待用；将洋参、葱、姜放入鸡腹内；再把鸡放入沙锅，加清水置旺火上烧沸，去尽浮沫及杂质；移置文火炖熬，待鸡烂时下盐、味精即成。

功效：温补气血、滋润肺胃，适用于咳嗽气喘、气不接续。

补肾方

补肾固精多用于肾气虚证，肾气虚指的是肾气化生不足，症见滑精早泄，尿后滴沥不尽，小便次数多而清，腰膝酸软，听力减退，气短，四肢不温，脉细弱等，肾气虚若没有得到改善，可以发展为肾阳虚；反过来肾阳虚经有效的治疗，可以转化为肾气虚，继而渐渐痊愈。

方一 大枣韭菜粥

原料：大枣 20 枚，全虾 50 克，韭菜 10 克，大米 100 克。

制用法：将全虾（不去头及外壳）洗净切段，大枣破开去核，韭菜洗净切小段，与大米同煮为粥，早、晚食用。

功效：可益气壮阳，提高性功能。适用于性功能减退者。大枣味甘，性温，食用过多会助湿生痰蕴热，有湿热痰热者不宜食用。

方二 黑芝麻椹糊

原料：黑芝麻、桑椹各 60 克，大米 30 克，白糖 10 克。

制用法：将大米、黑芝麻、桑椹分别洗净，同放入石钵中捣烂，沙锅内放清水 3 碗，煮沸后放入白糖，再将捣烂的米浆缓缓调入，煮成糊状即可。

功效：此糊补肝肾、润五脏、祛风湿、清虚火，常服可治病后虚羸、须发早白、虚风眩晕等症。

方三 芝麻核桃粥

原料：黑芝麻 50 克，核桃仁 100 克。

制用法：一齐捣碎，加适量大米和水煮成粥。

功效：此粥补肝肾，对继发性脑萎缩症有食疗作用。

方四 芝麻杏仁蜜

原料：黑芝麻 500 克，炒香研末，甜杏仁 100 克。

制用法：捣烂成泥，与白糖、蜂蜜各 125 克，共置瓷盆内，上锅隔水蒸 2 个小时，离火，冷却。每日 2 次，每次 2～4 匙，温开水配服。

功效：健脾益肾、润肺止咳，是支气管哮喘患者的食疗方，并有一定防癌作用。

方五 芝麻五味葛根露

原料：葛根 250 克，五味子 125 克。

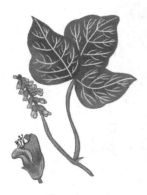

葛　根

制用法：共入锅内水煎 2 次，去渣合汁，同炒香的黑芝麻、蜂蜜各 250 克，共置瓷盆内，加盖，隔水蒸 2 个小时，离火，冷却，装瓶。每日 3 次，每次服 1 匙。

功效：补肾养心、凉血止血、润燥生津之功。对血热、津枯、便秘的动脉硬化患者，常食有益。

方六 羊肉复元汤

原料：瘦羊肉 500 克、粳米 100 克。怀山药 50 克，肉苁蓉 20 克，菟丝子 10 克，羊脊骨 1 具，胡桃仁 2 个。葱白 3 根、姜 10 克，料酒 10 克，八角 3 克，花椒 2 克，盐 3 克，胡椒粉 2 克。

制用法：将羊脊骨剁成数节，用清水洗净，羊肉洗净后，氽去血水，再洗净，切成 5 厘米厚的条块；将怀山药、肉苁蓉、菟丝子、核桃仁用纱布袋装好扎紧，生姜拍破；葱切段；将中药及食物同时放入沙锅内，注清水适量，武火烧沸，打去浮沫；再放入花椒、八角、料酒，移文火继续煮，炖至肉烂，出锅装碗，加胡椒粉、食盐调味，即可食用。

功效：温补脾肾、温中暖下，适用于肾虚或病后体弱、腰膝酸软、气虚无力、阳痿、早泄等症。

秘方美容

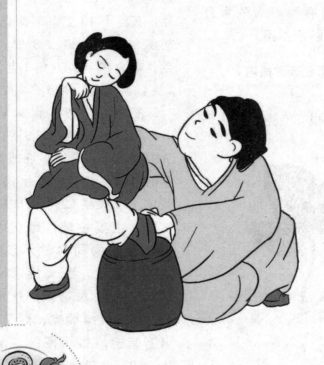

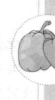

本章看点 ▼

减肥轻身方

减肥轻身方是指具有消肥减胖，使身体轻灵、健美作用的一类方剂。其作用机制为健脾化湿、祛痰、利水、通腑、温阳、逐瘀。

使用减肥轻身剂时，应适当控制饮食，加强体育锻炼，以巩固治疗效果。

 方 一 山楂芍药茶减肥

原料：黄芪 15 克，山楂、柴胡各 12 克，芍药 6 克。

制用法：以 6 碗水煎成 4 碗，作为 1 日的饮用量。

功效：去脂消积，增强免疫力。

备注：健康而不肥胖者可以每星期饮用 1～2 副，身体较弱者不宜多喝，以免刮胃损筋骨。

方 二 郁金根茎减肥

原料：郁金根茎 50 克。

制用法：将郁金根茎放入 500 毫升的温水中煎煮 30 分钟，作为 1 天的用量。

功效：减肥，对便秘、肩膀僵硬、疲劳有很好的治疗效果。

 方 三 何首乌减肥

原料：何首乌、泽泻各 20 克，淫羊藿、黄芪、生山楂、莱菔子、花生壳各 30 克，白术、防己各 15 克。

制用法：水煎服，每日 1 剂，每于饭前喝 1 碗药汤，喝后再吃饭，可减少饭量，连服 2 个月以上。

功效：温阳化脂，健脾益气，利水减肥。用于治疗各型肥胖症。

方四 大头菜治肥胖症

原料：大头菜。

制用法：水煎，代茶频饮。

功效：用于治疗肥胖症。

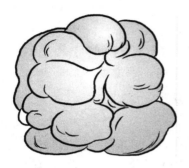

大头菜

 方五 饭前吃水果减肥

原料：各种水果不限。

制用法：饭前 30～45 分钟先吃一些水果或饮用 1 杯果汁。

功效：降体重，减肥胖。

方六 保健美减肥茶

原料：茶叶、山楂、麦芽、陈皮、茯苓、泽泻、六神曲、夏枯草、炒黑牵牛子、炒白牵牛子、赤小豆、莱菔子、草决明、藿香。

制用法：共研粗末，每次用 6～12 克，泡开水当茶饮。15 日为 1 个疗程。

功效：利尿除湿，降脂降压，减肥。用于治疗高血压、血脂高的肥胖患者。

方七 三花减肥茶

原料：玫瑰花、茉莉花、玳玳花、川芎、荷叶等。

制用法：每次服 1 包，放置茶杯内，用 80℃～100℃ 开水冲泡（不要放在保温杯内，杯中温度不宜过高过长），饮 2～3 次，一般在晚上服。如减肥效果不显，可早、晚各饮 1 包。

功效：宽胸利气，祛痰逐饮，利水消肿，活血养胃，降脂提神。治肥胖症。

 方八 黑白牵牛子减肥

原料：黑、白牵牛子各10～30克，炒草决明、泽泻、白术各 10 克，山楂、制何首乌各20 克。

制用法：将上药碾为细末，炼蜜为丸，如梧桐子大，早、晚各吞服 20～30 粒。

功效：消食化瘀，减肥去脂。

润肤白面方

润肤白面方是指具有柔润皮肤、白皙面部作用的一类方剂。其作用机制为温通活血，祛风散寒，香泽膏润，白皙皮肤。

使用润肤白面剂时应尽量避免风吹日晒。

方一 栗子炖白菜养颜

原料：栗子去壳、白菜各200克，鸭汤、调味品各适量。

制用法：栗子切成两半，用鸭汤将栗子煨熟透，再放入白菜及调味品炖熟即可食用。

功效：栗子健脾肾，白菜补阴润燥，常食滋阴补虚，可改善因阴虚所至面色黑黄，并可以消除皮肤黑斑和黑眼圈。

方二 梨汁白菊花亮颜法

原料：白菊花、白果、白蜜各31克，人乳、白酒酿各半盅，梨汁半碗。

制用法：将白菊花、梨汁、白酒酿蒸浓汁，再将白果捣烂，和蜜、乳研在一处，卧时搽面，次日早上洗去，颜如童子。

功效：白润皮肤，效果颇佳。

方三 冬瓜润肤白面

原料：冬瓜1个。

制用法：去青皮，肉、瓤、籽均用。瓜肉切片，以酒1升半、水1升，同煮烂，用竹筛滤去渣，再以布滤过，熬成膏，入蜜500克再熬，稀稠得所，以新棉再滤过，用瓷器盛。用时取粟子大，以唾液调涂面上，用于擦面。

功效：润肤白面，适用于

颜面不洁，苍黑无华。

方 四　橘皮瓜子桃花增白抗皱

原料：橘皮、白瓜子各 3 份，桃花 4 份。

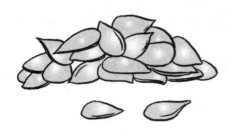

白瓜子

制用法：共捣筛为末；饭后用酒送服 1 汤匙（约 1 克）。

功效：祛瘀活血，白嫩皮肤。

方 五　米醋洗面嫩肤

原料：米醋适量。

制用法：先用香皂或洗面奶洗脸，再用加醋的温水洗脸，然后用清水洗干净。常洗有效。洗脸时要紧闭双眼，以免伤害眼睛。

功效：养颜嫩肤。适用于皮肤粗糙。

方 六　陈醋蛋清面膜润肤增白

原料：鸡蛋 1 个，陈醋适量。

制用法：先将鸡蛋浸于陈醋中 72 小时，待蛋壳变软后取出鸡蛋，取蛋清备用。每晚用软毛刷将蛋清均匀涂于面部，次日早晨用温水洗净。

功效：润肤增白，除皱。适用于面部黑斑，消除粉刺。

方 七　甘油米醋养颜嫩肤

原料：甘油 1 份，米醋 5 份。

制用法：先将以上 2 味混合，涂擦皮肤。每日 2～3 次，久涂有效。

功效：养颜嫩肤。适用于皮肤粗糙、黝黑。

方 八　蜂蜜醋养颜嫩肤

原料：蜂蜜 20 克，醋 20 毫升。

制用法：将上 2 味加温开水冲服。每日服 2～3 次，久服效佳。

功效：养颜嫩肤。适用于皮肤粗糙、黝黑。

祛斑洁面方

祛斑洁面方是指具有祛除各种色斑，使面部洁净光润作用的一类方剂。其作用机制为内以理气活血、疏肝清热、宣肺补肾，外以祛风活血、清热解毒、祛斑莹肌。

使用祛斑洁面剂应尽量减少或避免强烈日光照射，少吃辛辣燥热之物，保持心情舒畅。

 黑色牵牛花治雀斑

原料：黑色牵牛花种子、蛋清各适量。

制用法：将黑色牵牛花种子研成粉末，加入蛋清，睡前涂于脸上，翌晨洗去，连续1星期。

功效：可消除雀斑。

备注：如以李子的种子代替牵牛花的种子，效果是一样的。

 消石灰治黑斑

原料：消石灰、木灰各100毫升，糯米20粒，清水适量。

制用法：将消石灰、木灰用水调成泥状，其间纵植糯米，加热蒸24小时，糯米即成透明状，以竹筷子挑出，放于木板上，并调成糊状贴于面部。

功效：主治黑斑，有止痛止痒的功效。

 醋浸白术治雀斑

原料：醋500毫升，白术50克。

制用法：用醋浸泡白术7日。以醋涂擦面部，日数次，应连续使用。

功效：消斑洁面。用治黑斑、雀斑。

杏仁蛋清美面消斑

原料：杏仁、鸡蛋清、白酒各适量。

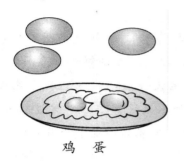

鸡　蛋

制用法：杏仁浸泡后去皮，捣烂如泥，加入蛋清调匀。每晚睡前涂搽，次晨用白酒洗去，直至斑退。

功效：杏仁含杏仁甙、脂肪油、杏仁油及葡萄糖等，蛋清含多种维生素、烟酸，都有促进皮脂腺分泌、滋润皮肤之作用。适于治面部黑褐斑及面暗无光泽。

 生杏仁洁面

原料：生杏仁、鸡蛋清各适量。

制用法：生杏仁去皮，捣以鸡蛋清和，如煎饼面，入夜洗面干涂之，旦以水洗之。

功效：用于治疗面上雀斑。

 蜂蜜养肤化斑

原料：蜂蜜（以天然的未经加工的为佳）。

制用法：搅匀。涂于斑点处。

功效：蜂蜜含有蛋白质、多种矿物质、天然香料、色素、有机酸、多种酶、多种维生素等，对治疗面部皮肤粗糙、黄褐斑、老人斑有一定的作用。

 糯米膏祛雀斑

原料：糯米 30 粒，生石灰半酒杯，碱面 6 克。

制用法：先将碱用温水溶化，然后倒入石灰内拌匀成泥状，再倒入另一稍大的杯中，将糯米扎入石灰泥内 1/2，把石灰泥杯覆盖在潮湿地上，12 小时后，糯米已熟，将上半部熟米调匀成膏。用时针挑此膏点涂在雀斑上。涂后稍有痒痛感，约 10 分钟可消失。

功效：祛黑消斑。用于治疗雀斑。

第三章　秘方美容

悦颜去皱方

悦颜去皱方是指具有悦泽容颜、除去皱纹作用的一类方剂。其作用机制为内服补益气血，调理脏腑；外用疏通经络，营养肌肤。

悦颜去皱方的外用品多具有一定化妆作用，须注意其颜色的调配，使用时，一般先试洗或涂一小块于不显著部位，以防过敏反应。悦颜去皱应以补益气血、滋养脏腑为主，不能只偏重于外用品的使用。

方一 美容保元汤

原料：活鲤鱼1条（约500克），瘦牛肉250克，大猪蹄1具，生山楂50克，小枣10枚。

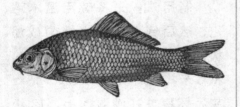

鲤 鱼

制用法：先将鱼洗净去鳞去内脏，把瘦牛肉洗净去肥剁馅，大猪蹄洗净去毛，山楂、小枣去核；然后加2升水，倒入上述5种东西，用文火熬一天，去掉渣子，留取清汤，再冰镇一夜。第二天早晨去掉汤上浮油，再加热；然后分成3小碗，早、中、晚各服1碗。

功效：可使皮肤美白去皱，防癌，补气消食。

备注：本方是清朝乾隆年间，太医刘良玉向御膳房进献的保元汤药。

方二 雄黄益颜泽面

原料：雄黄（研）、朱砂（研）、白僵蚕各30克，珍珠（研末）10枚。

制用法：上4味，并粉末之，以面脂和胡粉，纳药和搅，涂面，作妆，晓以醋浆水洗面讫，乃涂之，夜常涂之勿绝。

功效：悦泽面，30 日如凝脂，50 岁人涂之，面如弱冠。

 大猪蹄去皱光面

原料：大猪蹄 1 具。

制用法：净治如食法，以水1000毫升，清浆水 500 毫升，煮成胶，洗面或与澡豆和后涂面，且用浆水洗。

功效：使面皮紧密，去老皱，令人光净。

 桃仁去皱益颜

原料：桃仁（汤浸去皮尖、研如泥）不拘多少。

制用法：用研烂之桃仁加蜜少许，用温水化开，涂摩面部，后用玉霄膏涂贴。

功效：活血润肤，去皱益颜。

 桃花润肤去皱

原料：桃花、荷花、芙蓉花。

制用法：春取桃花，夏取荷花，秋取芙蓉花，冬取雪水煎 3 花为汤，频洗面部。

功效：活血，润肤，去皱。

 栗子润肤展皱

原料：栗子上薄皮。

制用法：共研为末，用蜜调和，涂面。

功效：活血，润肤，展皱。

 干枸杞益面防皱

原料：干枸杞子 250 克，白酒 500 毫升。

制用法：枸杞子放入小口瓶内，加入白酒，密封瓶口，每日振摇 1 次，7 日后开始饮用，边饮边添白酒，每日晚餐或临卧前随时饮用，不会饮酒者，也可用葡萄酒。

功效：补虚损，长肌肉，益面色，防皱纹。

 鲜芦笋养颜防皱

原料：鲜芦笋 1 枝，胡萝卜、苹果、芹菜各100克，柠檬汁 20 毫升。

制用法：芦笋、胡萝卜、苹果、芹菜洗净，切碎，榨汁去渣与柠檬汁混合搅拌匀。

功效：容颜养肤，抗皱增白。

润发香发方

润发香发方是指具有使毛发润泽芳香作用的一类方剂。其作用机制为内以滋补肝肾、补血填精、荣养髭发，外以疏风清热、除垢洁发、香散润泽。

润泽毛发，关键在于保持人体脏腑气血旺盛，经络畅通。使用润发香发剂时，应常梳发、洗发，保持头发清洁卫生。

方一 杏仁润发生辉

原料：杏仁、乌麻子各适量。

制用法：2味共捣，以水煎滤取汁。

功效：用之沐发，可治头发不润。

方二 何首乌乌须乌发

原料：何首乌20克，枸杞子15克，大枣6枚，鸡蛋2个。

制用法：将药物与鸡蛋同煮至熟，去药渣后食蛋饮汤。每日1剂，连服10～15日。

功效：滋阴补肾，有乌须发之效。

方三 猪胆润发生辉

原料：猪胆1枚。

制用法：取汁倾水中，以水洗头。

功效：清热祛风，润发生辉，洗发后，有自然如漆光泽。

方四 黑豆雪梨乌发美发

原料：黑豆30克，雪梨1～2个。

制用法：将梨切片，加适量水与黑豆一起放锅内旺火煮开后，改微火烂熟。吃梨喝汤，每日2次，连用15～30日。

功效：滋补肺肾，为乌发佳品。

 菟丝子乌发美发

原料：菟丝子、茯苓各15克，白莲肉10克，黑芝麻15克，紫珠米100克，食盐适量。

制用法：将以上药物洗干净，与紫珠米加适量的水，在旺火上煮开后，移至微火上煮成粥，加少许食盐食用。

功效：滋阴补肾，乌发美发。

 鸡苏香发

原料：鸡苏。

制用法：煮汁或灰淋汁（即先将鸡苏烧灰存性，再用棉布包灰于清水中，反复揉搓，让药物溶于水中），取汁洗头。

功效：具有香发作用。

 芝麻乌发

原料：芝麻、白糖各适量。

制用法：将黑芝麻洗净晒干，用文火炒熟，碾磨成粉，配入等量白糖，装到瓶中，随时取食。早、晚用温水调服2羹匙。也可冲入牛奶、豆浆或稀饭中随早点食用，或做馅蒸糖包，也可作芝麻盐烧饼。

功效：养血润燥，补肝肾，乌须发。

 桑葚黑芝麻乌发

原料：桑葚（或桑叶）、黑芝麻各若干。

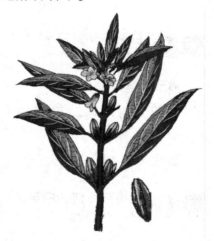

黑芝麻

制用法：取适量桑葚或桑叶洗净，晒干，研末与4倍的黑芝麻粉拌匀，贮存于瓶中；用时取桑麻粉适量，加入蜂蜜，揉成面团，再分成约10克重的小丸。每日早、晚各服1丸。

功效：乌发养发。

洁齿白牙方

洁齿白牙方是指具有使牙齿洁白莹净作用的一类方剂。其作用机制为祛风清热、芳香避秽、洁齿涤垢。

使用洁齿白牙方时，应经常漱口、刷牙，保持口腔清洁卫生，并积极治疗牙齿及口腔各种疾患。避免大量吸烟、饮酒、喝茶、食糖等。

方一 白矾除烟黄白牙

原料：白矾适量。

制用法：研细，用牙刷蘸此粉刷牙。

功效：除烟黄，白牙。

方二 盐小苏打洁齿白牙

原料：盐、小苏打各等份。

制用法：将盐、小苏打调成牙膏，每周用1～2次。

功效：使牙齿洁白。

方三 浓茶漱口爽口洁齿

原料：茶叶（红、绿、花茶均可）。

制用法：开水冲泡，以浓为佳。

功效：去油污，爽口腔，除杂泽。可使口腔清爽，提神醒脑。

方四 陈醋除牙垢、牙结石

原料：老陈醋1瓶。

制用法：每晚刷牙前，含半口食醋，让醋在口腔里蠕动2～3分钟，然后吐出，再用牙刷刷牙（不用牙膏），最后用清水漱净。一般2～3日见效，最多进行8次，即可除去牙垢、牙结石。

功效：除牙垢牙结石。

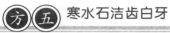

方五　寒水石洁齿白牙

原料：寒水石、白石英、石膏各30克，细辛、朱砂、沉香各15克，川升麻、钟乳各30克，人工麝香、丁香各0.3克。

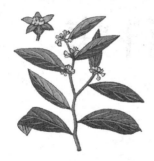

沉　香

制用法：诸药捣细过筛为散，研令匀。每日早晨及夜间用以揩齿。

功效：令齿光白。

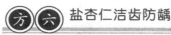

方六　盐杏仁洁齿防龋

原料：盐120克（烧过），杏仁30克（汤浸去皮尖）。

制用法：将药研成膏，每用揩齿。

功效：使牙齿白净，防龋。

方七　升麻洁齿白牙

原料：升麻15克，白芷、藁本、细辛、沉香各1克，寒水石（研）2克。

制用法：药为末，每用先以温水漱口，再以本药擦之，能洁齿白牙。

功效：令齿香而光洁。

秘治内科病

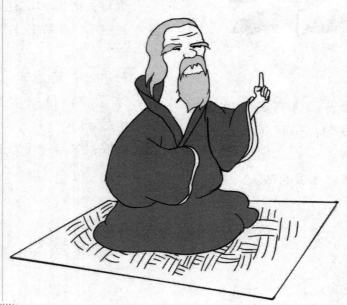

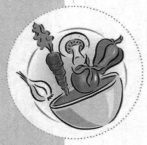

本章看点 ▼

●头痛	●发热	●咳嗽
●感冒	●眩晕	●失眠
●神经衰弱	●呃逆	●消化不良
●痢疾	●便秘	●腹泻
●肥胖症	●贫血	●支气管炎
●哮喘	●呕吐	●肺结核
●肺炎	●肺气肿	●胃炎
●胃痛	●胃下垂	●胃、十二指肠溃疡
●中风	●癫痫	●风湿性关节炎
●肝炎	●肝硬化	●类风湿关节炎
●急性胆囊炎	●慢性胆囊炎	●胆石症
●胸膜炎	●急性肾炎	●慢性肾炎
●肾结石	●肾病综合征	●膀胱炎
●动脉硬化	●高血压	●低血压
●糖尿病	●冠心病	●心绞痛
●其他心血管疾病		

头 痛

头痛是临床上常见的自觉症状，可由多种疾病引起。头痛的病因较多，但不外乎外感和内伤两大类。其病机多因风、寒、湿、热等邪外侵，风阳火毒上扰，痰浊瘀血阻滞，致经气不利，气血逆乱；或因气血营精亏虚，清阳不升，脑神失养等所致。

方 一 无敌治偏散

原料：白芷 31 克，防风 22 克，细辛 16 克，薄荷叶 9 克，川芎、明天麻各 6 克。

制用法：将原料共研成细末，每次服 6 克，每日 2～3 次，茶叶汤送下。

功效：专治偏头痛。

备注：本方是河南洛阳地区一老药农所献。

方 二 当归川芎治头痛方

原料：当归、川芎各 31 克，荆子炭 16 克，辛夷 13 克，北细辛 3 克。

制用法：将原料共研成细末。每服 6～9 克，每日早、晚饭后服用，白开水送下。

功效：用于治疗血虚型日久头痛。

备注：本方是河北省保定市中医刘博儒老先生经秘方。

方 三 羌活防风水泡脚治头痛

原料：羌活 50 克，防风 30 克，川芎、藁本、白芷各 40 克。

制用法：将以上 5 味药入锅加水适量，煎煮 20 分钟，去渣取汁，与 3000 毫升开水同入泡脚盆中，先熏蒸，后泡洗双足，每晚熏泡 1 次，每次 40 分钟。4 日为 1 个疗程。

功效：祛风散寒止痛。主

治风寒头痛。

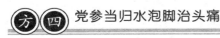

方四 党参当归水泡脚治头痛

原料：党参、当归各 20 克，川芎 10 克。

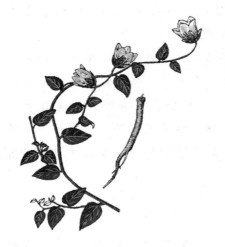

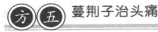
党 参

制用法：将上药加清水1500毫升，煎数沸，取药液倒入脚盆内，待水温适宜（约45℃）时浸泡双脚。每日 1 次，8 日为 1 个疗程。

功效：适用于气血不足所致的头痛。

方五 蔓荆子治头痛

原料：蔓荆子 10 克，野菊花12 克，决明子 18 克，香附 10 克。

制用法：水煎服，每日 1剂，日服 3 次。

功效：本方疏风清热，清利头目，治疗风热上攻，头痛目眩，面红耳赤，口干舌燥等。本方药性偏寒，脾胃虚寒者不宜长服。

方六 川芎治血管神经性头痛

原料：川芎、白芷各 30 克，全蝎 12 克，细辛 10 克。

制用法：将上药共研细末，分装 3 克 1 包，日服 3 次，每次1 包，温开水送服。

功效：本方对血管神经性头痛、三叉神经痛引起的偏头痛疗效显著，对单侧或双侧头痛如刀割，头痛连目、连牙、连耳也有一定的效果。

方七 荆芥穗治偏头痛

原料：荆芥穗适量。

制用法：将荆芥穗研细末内服。每日 3 次，每次 15 克，热水冲服。

功效：本方有发汗解热作用，对偏头痛有较好的疗效，无副作用。

发 热

发热指体温超过正常的征象，可由多种疾病引起。中医学分为外感性发热和内伤性（非感染性）发热。

外感热多由六淫、疫病等外邪侵袭引起，有表证、里证、半表半里证之分。表证为畏寒、怕风、头痛、鼻塞等，治宜发表解热；里证常见壮热并伴烦躁、口渴、腹满胀痛、便秘、泄痢等，治宜清里除热；半表半里证见寒热往来、胸胁痞满、口苦咽干等，治宜和解。若邪气入于营分、血分，则出现高热，治宜清凉解毒、凉血开窍；内伤发热宜甘温除热。

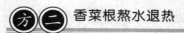

方一　龙葵根汤治发热

原料：新鲜龙葵根 150 克（干品 50 克）。

制用法：加 5 碗水煎成 3 碗。先喝 2 碗，晚上再服 1 碗。

功效：退热。

备注：龙葵的嫩叶是一种健康食品，吃起来苦中带甜，种子成熟后呈黑色，也可食用。

方二　香菜根熬水退热

原料：香菜根 250 克。

制用法：将香菜根洗净放入沙锅内，加 3 碗水煎成 1 碗后，除去杂质喝掉。

功效：发汗退热。

备注：有人曾两次着凉导致 39℃高热，均以本方治愈。

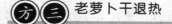

方三　老萝卜干退热

原料：1/3 条老萝卜干。

制用法：将老萝卜干洗净切片，稍在水中搓洗一下。放入锅中加 3～4 碗水，煮开后再用文火煮 10 分钟即可。每次喝

1 碗，每日喝3～5碗。

功效：退热。

备注：民间大人孩子发热时应用，屡试不爽。

 绿豆可乐汤治发热

原料：绿豆、可乐、姜丝各适量。

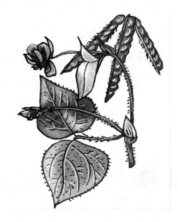

绿 豆

制用法：先煮绿豆，然后倒入可乐、姜丝，煮完后趁热猛喝两大碗，坚持喝3日。

功效：解除浑身关节疼痛，发汗退热。

 芦根薄荷水泡脚治发热

原料：芦根 50 克，薄荷、浮萍各 20 克，白菜根 2 个。

制用法：将上药煎沸 20 分钟，去渣，加开水 3000 毫升，熏洗双足。每日 2 次，每次 20 分钟。

功效：主治流感发热。

石膏板蓝根水治发热

原料：生石膏（先煎）30 克，板蓝根、大青叶各 20 克，柴胡 10 克。

制用法：将上药煎沸 5 分钟，去渣取汁，与 2000 毫升开水同入浴脚盆，先熏后洗。每日 2 次。

功效：主治感冒发热。

咳　嗽

　　咳嗽是呼吸系统最常见的疾病之一，其有声为咳，有痰为嗽，既有声又有痰者称为咳嗽。发病多见于老人和幼儿，尤以冬春季节为最多。以咳嗽为主要临床症状的疾病，多见于现代医学的呼吸道感染急、慢性支气管炎、肺炎、肺结核、百日咳、支气管扩张等病。

　　咳嗽分成外感咳嗽与内伤咳嗽两大类。由风寒燥热等外邪侵犯肺系引起的咳嗽，为外感咳嗽。外感咳嗽有寒热之分，其特征是：发病急，病程短，常常并发感冒。因脏腑功能失调，内邪伤肺，致肺失肃降，引发咳嗽，为内伤咳嗽。

方一　三奇散治咳嗽

　　原料：熟地黄 30 克，款冬花、鼠麴草各 9 克。

　　制用法：将原料以 4 碗水用中火煮成 2 碗，分 2 次服用，大约隔 4 小时服用 1 碗；如果病情严重时，每日煮 2 帖，每 4 小时服 1 碗。儿童减半，5 岁以下小儿则再减少，体重超过 70 千克者可增加服用量。

　　功效：止咳。

　　备注：患者随时注意保暖，少吃橘子。

方二　桑白皮、天门冬治咳嗽

　　原料：桑白皮 30 克，天门冬 60 克。

　　制用法：用 3 碗水熬 40 分钟后，除杂质即可。

　　功效：止咳。

　　备注：患者不要吃柑橘等凉性的食物。

方三　蜂蜜萝卜止咳

　　原料：蜂蜜、新鲜萝卜各 150 克。

制用法：将萝卜洗净、切丁，放入沸水中煮沸捞出，控干水分，晾晒半日。把萝卜丁放入锅中加蜂蜜，用文火煮沸调匀，晾凉后服用。

功效：理气除胀，消食化痰止咳。

方 四 栀子桃仁水泡脚治咳嗽

原料：栀子、桃仁各30克，杏仁、胡椒各20克。

制用法：将上药研细末，用纱布包扎好后放入锅内煮沸，待药温适宜，即可泡洗双脚，每次20分钟，每日2次，5日为1个疗程。

功效：宣肺止咳，化痰行气。主治慢性咳嗽。

方 五 广柑、白糖理气化痰

原料：广柑、白糖各500克。

制用法：将广柑去皮核，放小锅中，加白糖250克，腌渍1日，至广柑肉浸透糖，加清水适量，文火蒸至汁稠，停火；再将每瓣广柑肉压成饼，加白糖250克，拌匀倒盘内，通风阴干，瓶装，每次服5～8瓣，日3次。

功效：本方理气燥湿化痰，适用于痰多咳嗽之犯肺证。

方 六 丝瓜花治风热咳嗽

原料：洁净丝瓜花10克，蜂蜜适量。

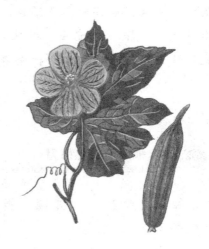

丝 瓜

制用法：将丝瓜花放入瓷杯内，以沸水冲泡，盖上盖温浸10分钟，再调入蜂蜜，趁热顿服，每日3次。

功效：本方适用于风热咳嗽。

感　冒

感冒俗称"伤风"，四季均可发病。多因气候冷暖失常，风邪病毒侵袭人体所致。引起头痛、发热、鼻塞、流涕、喷嚏、恶寒、四肢酸痛、无汗、咽痒不适、痰稠、咳嗽、口渴、咽痛等症状。依据所感外邪和症状的不同，感冒又可分为风寒、风热、暑湿等证候。风寒者舌苔白、脉浮紧或浮缓、流涕、恶寒、发热等；风热者恶风、头痛、咽痛、舌苔黄、鼻涕黄、舌尖发红、脉象浮数；暑湿者（夏季多见）头胀痛、沉重、鼻塞、少汗、胸闷、舌苔腻、脉象濡数。流行性感冒与感冒相似，但全身症状较重，具有很强的传染性和流行性，好发于冬、春季节。

 银翘治风热感冒

原料：金银花、连翘、板蓝根各 30 克，荆芥 10 克。

制用法：煎成 50% 浓汁，每服 30～60 毫升，每日 3 次。服药后多饮水。

功效：用于治疗风热感冒，咽肿喉痛，目赤发热或咳嗽痰黄。

备注：①咽喉肿痛加山豆根、锦灯笼各 10 克；咳嗽加甘草、杏仁、桔梗各 10 克。②风寒外感忌用。

 二冬炒姜丝治伤风感冒

原料：嫩姜 100 克，冬菇、冬笋各 50 克，香菜梗 25 克。

制用法：①将姜洗净切成细丝，冬菇用温水浸泡 20 分钟后洗净切成细丝，把冬笋、香菜梗分别切成细丝和长段。②锅内放入少许植物油烧至五成热时，放入冬菇丝、冬笋丝翻炒后，再放入姜丝煸炒，加入适量料酒、米醋、精盐、味精、白糖翻炒；再加入 1 个鸡蛋清和适量湿淀粉汁翻炒；加入香菜梗段翻炒几下即可。

功效：清热解毒，温里散寒。

备注：非常适合在春季食用。

 方 三　姜母红枣汤治感冒

原料：姜母片适量，红枣 15 个。

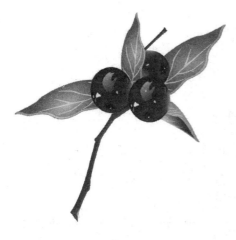

枣

制用法：将姜母片、红枣与 3 勺红糖一起煮汤，每日 2 次，服用后盖被发汗效果更佳。

功效：姜母能出汗排菌，红枣通气、顺气，红糖活血促循环。

备注：姜母红枣汤是多年来民间沿用以治疗感冒且非常有效的秘方。

 方 四　半边莲治流感

原料：半边莲 3 克。

制用法：晒干研细末，温开水调服。

功效：用于治疗流感。

 方 五　竹叶辣椒水泡脚治感冒

原料：竹叶、辣椒根各 30 克。

制用法：煎水取汁，候温泡脚，然后盖被子卧床，微出汗即愈。每次 30 分钟，每日 1～2 次。

功效：发汗解表。适用于风寒感冒。

 方 六　大蒜汁塞鼻孔预防流感

原料：大蒜适量。

制用法：捣汁。棉球蘸汁，塞入鼻孔。

功效：预防流感。

眩　晕

　　眩是目眩，即眼花或眼前发黑，视物模糊；晕是头晕，即感觉自身或外界景物旋转，站立不稳，因两者同时并见，故统称为"眩晕"。究其原因有：脏腑功能失调，或肾精亏耗，不能生髓，髓海不足，发生眩晕；或是肝阳上亢，上扰清窍，发为眩晕；或是脾胃不足，气血亏虚脑失所养。

方一　大建中汤治眩晕

　　原料：人参、干姜、蜀椒、饴糖各适量。

　　制用法：治眩晕症加法半夏6克，白术9克，水煎服，每日1剂。

　　功效：对治疗嗜睡、眩晕均有良好效果。

　　备注：本方出自《金匮要略·腹满寒疝宿食病》篇，是建中补虚的名方。

方二　防眩汤治眩晕

　　原料：党参、法半夏各9克，当归、熟地黄、白芍药、白术各30克，川芎、山萸肉各15克，陈皮3克，天麻9克。

　　制用法：水煎服，每日1剂。

　　功效：治疗以眩晕为主症的高血压、低血压、脑动脉硬化、梅尼埃病等，有意想不到的功效。

　　备注：本方出自经方家曹颖甫先生治眩晕症所录。

方三　柳枝粉治眩晕症

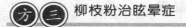

　　原料：柳树枝适量。

　　制用法：取柳树枝晒干研末备用（最好在清明前后数日采取，阴干，存过冬）。用时，根据辨证选一二味中药煎汁冲服 10 克柳树枝粉；若辨为火证，取夏枯草 15 克；风证，取钩藤 30 克；气虚取太子参 30 克；痰证，取制半夏 12 克；瘀证，取丹参 15 克；血虚取当归 12 克；阴虚取女贞子、旱莲草各 15 克；阳虚取淫羊藿、仙茅各 15 克，每日 1 次。

功效：疗效：经治 25 例，以头眩晕为主症，兼呕吐、头痛、胸闷、气急等；其中肝风内动 10 例，肝火上炎 4 例，痰湿上蒙 4 例，瘀血阻滞 2 例，阴虚 3 例，气虚 1 例，均经他法治疗未效者。用上法治疗后全部治愈，见效最快为 2 日，慢为 7 日。药后未见副作用。

备注：按柳枝入药，早有文献记载，《本草纲目》谓"煎服，治黄疸，白浊；酒煮，熨诸痛肿，去风，止痛，消肿"。经现代药理研究，证实含有水杨酸苷等成分；国内近年来亦有用柳枝治冠心病、慢性气管炎、传染性肝炎、烧烫伤等有效。至于治眩晕，是否系水杨酸苷等成分促使血管微循环改善，尚待进一步研究。

镇眩汤治疗眩晕症

原料：川芎、白芍药各 10～16 克，当归、生地黄、桂枝各 10～12 克，白茯苓 12～18 克，白术、甘草各 10 克，生龙骨、生牡蛎（先下）各 30～60 克。

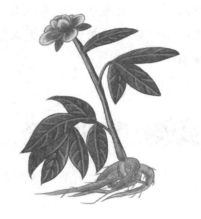

芍 药

制用法：每日 1 剂，水煎 2 次，每次煎取 200～300 毫升，早、晚各服 1 次，15 日为 1 个疗程。

功效：主治眩晕症有良效。

失　眠

失眠指睡眠不足或睡不深熟。有几种形式：一是难于入睡（起始失眠）；二是睡眠浅而易于惊醒（间断失眠）；三是睡眠持续时间早于正常，早醒后不能再入睡（早醒失眠）。引起失眠的主要原因是精神过度紧张或兴奋，并伴以头昏脑胀、头痛、多梦、记忆力减退、神倦胸闷、注意力不集中、食欲不振、手足发冷等，常见于神经官能症、神经衰弱等；如失眠伴以情绪不稳、过敏、潮热、出汗、头痛头晕、血压波动、月经紊乱等，年龄在 45～55 岁间的可能是围绝经期综合征。

方一　丹参夜交藤治失眠

原料：丹参 47 克，夜交藤 16 克。

制用法：水煎服，每日 1 剂。

功效：对神经衰弱引起的失眠有特效。

备注：本方是江西余干县瑞洪乡医院中医李文孝家传秘方。

方二　二茯治失眠

原料：茯苓、茯神、白术、山药、寒水石、酸枣仁各 5 克，

炙甘草、炙远志各 2 克，人参 1 克。

制用法：水煎服，空腹或睡前服用。

功效：对失眠有很好的疗效。

备注：本方是南通中医陈思贤家传秘方。

方三　补脑安神汤

原料：五味子、酸枣仁、茯神、石莲籽、生龙齿（先下）各 16 克，何首乌、熟地黄、柏子仁

各13克，远志、乌梅各9克。

制用法：水煎服，每日1剂。

功效：主治失眠、头痛、口干、入睡困难、脉沉细。

备注：本方是山东中医药大学附属医院原中医郭鸿翔的经秘方。

半夏薏苡仁治失眠

原料：法半夏、薏苡仁各60克。

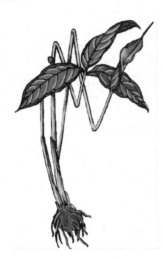

半　夏

制用法：浓煎，临睡服下。

功效：半夏秫米汤是和胃的主方。其方由半夏、秫米两药组成。李时珍《本草纲目》载：半夏除"目不得瞑"，吴鞠通谓："半夏逐痰饮而和胃，秫米秉燥金之气而成，故能补阳明燥令之不及而渗其饮，饮则胃和，寐可立至。"现代药理研究证实：法半夏对中枢神经有良好的镇静和安定作用。因药房不备秫米，遵吴鞠通意，用薏苡仁代之。

备注：心脾亏虚加党参，心阴不足加麦冬，痰热扰心加黄连，胃中不和加神曲。

桑葚糖水治神衰失眠

原料：鲜桑葚100克，冰糖10克。

制用法：加水煎煮。以糖调饮。

功效：补肝益肾。用治神经衰弱之失眠、习惯性便秘等。

备注：《随息居饮食谱》说，此方还有滋肝肾、补血、祛风湿、健步履、息虚风、清虚火等功效。

神经衰弱

　　神经衰弱是神经官能症中常见病症之一，多因长期情绪失调，用脑过度或病后体弱等原因引起。神经衰弱的临床表现较为广泛，涉及人体大部分器官和系统，但与心血管、神经系统的关系最为密切。主要表现为容易疲劳、易激动、注意力不集中、记忆力减退、头昏、头痛、失眠、乏力、烦躁、多疑、忧郁、焦虑等。一般病程较长，常反复波动。治疗主要是提高病人对疾病的认识，解除顾虑，树立战胜疾病的信心，进行适当的体育锻炼，给予必要的药物治疗。

方一　茯苓梅花银耳补心安神

　　原料：茯苓 15 克，银耳 50 克，鸽蛋 20 个，味精 15 克，料酒 15 毫升，鸡油 15 克，淀粉 25 克，盐少许。

　　制用法：将茯苓研末成粉，对入 50～70 毫升水，在沙锅内熬煮 20 分钟，除去沉淀杂质待用。银耳用温水发好，洗净去根待用。鸽蛋洗净，批入抹好油的梅花模子内，同时净银耳镶在鸽蛋上，蒸 1～2 分钟取出放盘内待用。锅烧热放油，加入鸡汤、调料和煮好的茯苓汁液，滚几开后，勾芡并加鸡油，淋于银耳上即成。

　　功效：补心安神，健脾除湿，利尿消肿，润肺补肾，生津止咳。适用于失眠健忘、头晕眼花、脾胃不和引起的泄泻、肾炎水肿等。

　　备注：本菜系听鹂馆寿膳堂滋补药膳之一。听鹂馆寿膳堂，原是为慈禧做寿的宴会处所。菜点要求既要精美，又要确有非常的营养和滋补功能，就连菜名也都带有延年益寿吉祥意味。茯苓梅花银耳就是"延年益寿"席中的一道菜。

方二 百合鸡蛋安神汤

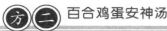

原料：百合 7 个，蛋黄 1 个，泉水适量。

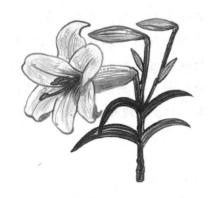

百　合

制用法：用水将百合浸泡 1 夜，用泉水煮取 1 碗，去渣，冲入生蛋黄，每次服半碗，每日 2 次。

功效：主治病后神经衰弱，坐卧不安患者或妇女的歇斯底里。

备注：本方摘自《金匮要略》的记载。

方三 双五茶

原料：五加皮 9 克，五味子 3 克。

制用法：将原料放入杯中，冲入沸开水，盖上杯盖，大约 10 分钟即可饮用。可连续冲泡，直到没味为止。最好时间为睡前 2～3 小时。

功效：主治神经衰弱。

备注：神经衰弱者可以饮用一段时间后，停几天再服；如果病情有所改善，则可减少饮用次数，以后每周饮用 1～2 次即可。对于神经衰弱者不妨服用红参或西洋参，以补充体力，同时可借人参的功效达到改善体质的目的，燥热者以西洋参为主。

方四 玫瑰花烤羊心补心安神

原料：鲜玫瑰花 50 克（干品 15 克），盐 50 克，羊心 500 克。

制用法：先将玫瑰花放在小铝锅中，加入食盐和适量水煎煮 10 分钟，待冷备用。羊心洗净，切块，用竹签串在一起后，蘸玫瑰盐水反复在火上烤，嫩烧即可。趁热食用。

功效：养血安神。用于治疗心血亏损所致惊悸失眠。

呃 逆

本病是气逆上冲，喉间呃逆连声，声短而频，令人不能自制的一种病症。一般同寒气蕴蓄、燥热内盛、气郁痰阻、气血亏虚导致胃失和降，上逆动膈而形成。若在其他急慢性疾病过程中出现，则每为病势转向严重的预兆。其临床表现为：呃呃连声，响亮而急促，或呃声低怯，并伴有脘中冷气、口渴便秘、虚烦不安、心腹胀满等为主症。

方 一 黑芝麻治呃逆

原料：黑芝麻、白砂糖各适量。

制用法：黑芝麻炒熟，杵碎，拌入白砂糖，服食数匙。

功效：滋养肝肾，润肠通便。

备注：黑芝麻能滋养肝肾，润肠通便。用之治呃逆，可能同"香能治呃"有关。因黑芝麻炒熟杵碎后，香味浓烈。

方 二 米醋止呃方治呃逆

原料：米醋适量。

制用法：呃逆发作时服米醋10~20毫升，一般可立即生效，止后复发再服仍效。

功效：米醋味酸苦性温，酸主收敛功能散瘀解毒，下气消食。故中焦虚寒胃气上逆之呃逆用之甚佳。

备注：如肝火犯胃、嘈杂泛酸者忌之。

方 三 温开水治呃逆

原料：九分满的温开水1杯。

制用法：把温开水放在比自己肚脐低一些的地方，然后慢弯腰，用上唇靠杯子的前缘，开始用下唇一小口一小口地吸水咽下，至吸不到水为止。

功效：治呃逆效果好。

备注：编者曾因本方止住呃逆，且屡试不爽。

 方四 益气止呃汤治癌症呃逆

原料：人参、高良姜、干姜、柿蒂各6～9克，旋覆花适量。

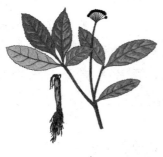

人 参

制用法：前药与代赭石、吴茱萸、丁香、炙甘草各6～12克，炒白术9～20克，共同煎汁，每日1剂，早、晚分服，进食困难者可分数次服。

功效：治癌症呃逆。

 方五 猪胆治顽固性呃逆

原料：猪胆1只，赤小豆20粒。把赤小豆放入猪胆内，挂房檐下阴干后共研细粉备用。

制用法：每日服2克，分2次用白开水冲服。

功效：主治顽固性呃逆。

 方六 冰糖芦根水治胃热各症

原料：鲜芦根100克，冰糖50克。

制用法：加水共煮，代茶饮。

功效：清热生津，祛烦止呕。主治由于胃热引起的口臭烦渴、呃逆、呕吐等。

 方七 二石龙牡汤治呃逆

原料：代赭石、磁石、生龙骨、生牡蛎（先下）各20克，陈皮12克，人参10克，木香6克。

制用法：水煎服，每日1剂，6剂为1个疗程，病情好转停药1～2日，再服第二个疗程。

功效：主治顽固性呃逆。

消化不良

这种症状没什么痛苦，因为只是腹内食物多而未消化，不像一般的腹胀，会感到不舒服，但因食物未完全消化而无法吸收，以致体形消瘦，不能不加以注意。

 方一 山楂治小儿消化不良

原料：山楂（去核）50克，粳米30克，神曲（轧成细粉）20克。

制用法：将原料混合后煮粥，熟后稍加白糖即可食用。

功效：消食导滞，和胃健脾。

备注：服用本方时应少食油腻食品。

方二 饭团烧灰治积食难化

原料：约鸡蛋般大小饭团一块。

制用法：将原料放在火里，将其烧成灰，必须彻底完全成灰，不可稍留焦物，取出时也

不能有其他附着物，尽量让它冷却，再放进锅里用水煮成药汤一样，每次1小碗，可煎2～3次。

功效：消食消积滞。

备注：本方是过去的土方法，虽不明了其中道理所在，但广为人采用，且都很有效果。

方三 牛肉砂仁汤健脾开胃

原料：牛肉1千克，砂仁、陈皮各5克，生姜15克，桂皮3克，盐少许。

制用法：先炖牛肉至半熟，然后将以上各味共炖烂，服前加盐调味，取汁饮用。

功效：健脾醒胃。常用于脾胃虚弱而致的消化不良，久

服能增进健康。

方四　豆蔻鲫鱼益气健脾利湿

原料：白豆蔻 6 粒，鲫鱼 2 条（约 700 克），陈皮 5 克，盐、料酒、胡椒面、味精、葱、姜、猪肉各适量。

制用法：①将鱼去鳞、鳃及内脏，洗净。白豆蔻研成细末，陈皮、姜、葱洗净，切成斜片。②将豆蔻末分装入两条鱼肚内，装在大盘内，鱼底下放陈皮，上面撒胡椒粉、盐、味精、料酒、姜、葱，浇上猪油，上笼蒸约 20 分钟取出，拣去姜、葱即成。本品味香色佳，四时皆宜。

功效：健脾益气利湿。治脾胃虚弱所致的不思饮食、消化不良等。

方五　咖啡粉治食积腹痛

原料：咖啡粉 10 克，白糖少许。

制用法：将咖啡粉与白糖拌匀。用开水 1 次冲服，日服 2 次。

功效：消食化积，止腹痛。

方六　炖牛肉健脾益胃养血

原料：牛肉 1500 克，砂仁、陈皮各 5 克，生姜 25 克，桂皮、胡椒粉各 5 克，葱、盐、酱油各适量。

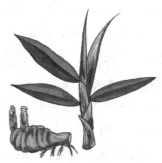

生姜

制用法：锅内水沸后，上述各味同煮，再沸，改用文火炖至肉烂，取出牛肉切片，食用。

功效：用于治疗脾胃虚寒所致不思饮食、身体瘦弱。

方七　焖栗子鸡健脾补虚

原料：栗子 250 克，鸡半只，盐、酱油各适量。

制用法：栗子去皮，鸡收拾干净，切块，加盐、酱油调味，置沙锅焖煮至栗熟起粉即成。

功效：健脾开胃。治食欲不振、体倦乏力等虚证。

痢 疾

痢疾是由痢疾杆菌，溶组织阿米巴所引起的肠道传染病的总称，它有细菌性痢疾和阿米巴痢疾两类。前一类常见。中医学称为肠癖、滞下，因症状不同，分为赤痢、白痢、赤白痢、噤口痢、休息痢等。初起时多属湿热积滞，久痢多属虚寒。

中医学认为，气分热而腐化成汁，下泻为白痢；血分热而下溃则为赤痢；肠胃热灼，津液不升，舌干咽涩，不能进口就成噤口痢；肝气太盛就成为暴注；淤热留在腹膜内成休息痢。虽然变化多端，不外乎表里寒热之分。一般赤痢为热，白痢为寒；头疼身热筋骨疼痛，胀满恶食、渴饮、畏热喜冷、脉强都是"实"，反之则"虚"。

 止痢散

原料：诃子肉、莲子肉、怀山药各9克。

制用法：共研成细末，装入胶囊。每日3次，每次2克。

功效：日久下痢。

备注：本方是合肥市红十字医院中医龚斌经秘方。

 痢疾内服方

原料：乌梅肉、焦山楂肉、生山楂肉各16克，莱菔子9克。

制用法：水煎服。

功效：痢疾（赤白痢疾）。

备注：①如赤痢用白糖6克为引，如白痢用红糖6克为引，若无糖者用蜜更好。如果病情严重可加槟榔片9克，空腹服下。②本方是保定市名老中医王杏林老先生经秘方。

方 三 黄连木香治湿热性痢疾

原料：黄连、木香各5克，

大黄 9 克，苦参、山楂各 30 克，白芍药 15 克。

制用法：随症加减，每日 1 剂，水煎服。

功效：用于治疗湿热性痢疾。

方四 乌梅蜂蜜治久痢

原料：乌梅 5 个，蜂蜜 100 克。

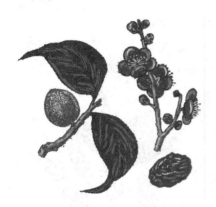

乌 梅

制用法：用水 1 碗，煮熟服，每日 1 次。

功效：用于治疗久痢不止。

方五 枳实厚朴治急性痢疾

原料：枳实 25 克，厚朴、山楂、金银花、白头翁各 20 克，槟榔、大黄、甘草各 15 克，滑石（包煎）10 克。

制用法：随症加减，水煎服，1 昼夜服尽。

功效：治急性细菌性痢疾。

方六 治痢如圣散治一切痢疾

原料：当归、地榆、缩砂仁、赤石脂、陈皮、石榴皮、诃子肉、罂粟壳、干姜、甘草各等份。

制用法：上为粗末，每服 15 克，水 1.5 盏，入陈霜梅 1 个，煎至 3.5 克，去滓，赤痢冷服，白痢热服，赤白痢温服，年高、娠妇、小儿皆可服，忌生冷油腻物。

功效：用于治疗一切痢疾，或赤或白，或赤白相杂，日夜无度，悉能治之。

方七 川黄连治细菌性痢疾

原料：川黄连末 40 克。

制用法：将药装入胶囊温开水冲服，每次 4 粒，每日 3 次。症状减轻改为每次 2 粒，每日 3 次。小儿酌减。

功效：用于治疗细菌性痢疾。

便　秘

便秘指大便干结、排出困难、排便间隔时间延长，通常两三天不大便，或有便意，但排便困难者。本病发生原因常有燥热内结，气虚传送无力，或阴虚血少等。

方一　润肠丸

原料：黑芝麻 25 克，黑牵牛子 3 克。

制用法：将原料研为细末或各加 10 倍量，炼蜜为丸，每丸 11 克。每日分 2 次吞服或每日 2 次，每次 1~2 丸。

功效：治疗一切便秘。

备注：本方是民国名老中医胡光慈所拟方。

方二　治便秘方

原料：黑芝麻 500 克，糯米 188 克。

制用法：将原料炒微黄，磨成粉。每日服 1 次，每次 4 汤匙。白蜜 3 克开水调服或用白糖

或干调服。

功效：治疗习惯性便秘，大便 3~4 日 1 次的患者。

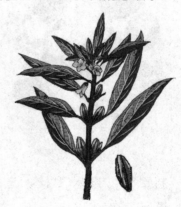

黑芝麻

备注：本方是芜湖市老中医余登甫老先生的经秘方。

方三　治老年性便秘方

原料：全栝楼、大麻仁各

30克，生卜子24克，白芍药20克，油当归15克，枳实、大黄、厚朴、大白各10克。

制用法：水煎法，每日1剂，分2次煎服。

功效：对老年性便秘有独特的疗效。

备注：本方是民间秘方。

 红萝卜汤治便秘

原料：红萝卜适量。

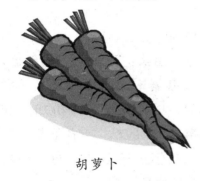

胡萝卜

制用法：捣汁，加糖调服。

功效：用于治疗便秘。

 芝麻杆汤治便秘

原料：黑芝麻杆120克。

制用法：切碎水煎，调冬蜜适量服，连服3次。

功效：用于治疗老年便秘干结。

 青菜汤治便秘

原料：青菜汁适量。

制用法：炖温服，每服半碗。

功效：用于治疗便秘。

 白芍药赤芍药治便秘

原料：白芍药30克，赤芍药12克，生甘草10克。

制用法：水煎服。

功效：用于治疗便秘。

 枇杷叶治便秘

原料：枇杷叶（包煎）20克，天冬、麦门冬各10克。

制用法：水煎服。

功效：用于治疗便秘。

 决明子汤治老年便秘

原料：决明子30克。

制用法：上药加水3碗，煎至1碗。服时加少许蜜糖，日服1次，7日为1个疗程。要坚持按时解便。

功效：用治老人体弱便秘。

腹　泻

腹泻不同于传染病中的痢疾或霍乱症，恰与便秘相反，时时有稀屎排泄，有时会大便失禁。其发生的原因，有的是因胃消化力衰弱或食物未曾嚼烂，此种未经完全消化的食物，进入大肠后，受大肠细菌作用，便发生腐败，肠黏膜受此腐败物刺激，而使肠的分泌亢进，于是肠里的细菌繁殖又快又多，不仅会腹泻，有时还会发高热。

 马齿苋汤治婴儿腹泻

原料：新鲜马齿苋 100 克，红糖适量。

制用法：将马齿苋洗净煎汤，加红糖倒入奶瓶喂服。

功效：对婴儿腹泻有很好的效果。

备注：有女婴 4 个月患腹泻，吃了很多药仍不见好转，最后得本方，服用 3 日见效，1 周内痊愈。

 野鸡肉馅馄饨治泄泻

原料：野鸡肉、葱、姜、花椒粉、盐、面粉各适量，怀山药 50 克。

制用法：野鸡肉剁成肉泥，放入葱姜末、花椒粉及盐，搅拌匀，成馄饨馅。面粉加水和面擀成馄饨皮，包馅备用。锅内水中怀山药煮沸5～10分钟，下馄饨煮熟，食用。

功效：补益脾胃。治疗脾胃气虚而致的泄泻。

备注：不宜与核桃、木耳同食。

 焦黄米糕消宿食止腹泻

原料：黄米适量。

制用法：将黄米碾成面，按常法蒸成黄米糕，晾凉，切成一指厚的薄片，放在将尽的灰火中煨焦黄，取出研面。每日2次，每次15克，开水送下，连服2~3日有效。

功效：对肠胃功能薄弱、饮食稍有不当即致腹痛作泻的病人有较好的疗效。

备注：消化不良者应少食黄米糕或以不食为佳。因为糕性黏腻，难以消化，多吃可致腹泻。这是多食则泻、少食则补的功效。

方四 地肤子地榆治肠炎泄泻

原料：地肤子30~50克，地榆25克，石榴皮10克。

制用法：水煎服，每日2~3次。

功效：用于治疗肠炎泄泻。

方五 葛粉治感冒引起的下泻

原料：葛粉30克。

制用法：以1杯水的量煮葛粉，饮用前加入少许砂糖。服用这种食品，能治疗肠、胃炎。

功效：用于治疗感冒引起的下泻，有很好的治疗效果。

方六 无花果鲜叶治经年腹泻

原料：无花果鲜叶100克，红糖适量。

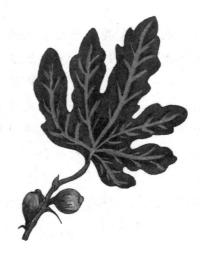

无花果

制用法：将无花果鲜叶切碎，加入红糖同炒研末。以开水送服，1次喝下。

功效：用于治疗经年腹泻不愈。

方七 冻石榴皮治顽固久泻

原料：冻石榴皮。

制用法：焙干，研细末，每次服15克，米汤送服。

功效：患2~3年者，百药治不好，以此方服用，马上止泻。

肥胖症

肥胖症是指由于人体新陈代谢失调而导致脂肪组织过多所造成的病症。一般认为体重超过正常标准的 20% 为肥胖。脂肪主要沉积于腹部、臀部、乳房、颈项等处。常见于体力劳动较少而进食过多的中年人。肥胖可分为单纯性肥胖和继发性肥胖。继发性肥胖是继发于某些疾病的，例如皮质醇增多症、胰岛素瘤、甲状腺功能低下症、性幼稚多指畸形综合征、多囊卵巢综合征等等。患肥胖症者一般出汗多、善饥多食、腹胀、便秘、心慌、气短、嗜睡、不爱活动、不能平卧，还伴有下肢轻度水肿，女性患者则多伴有月经失调、闭经、不育等病状。

方一 山楂芍药茶

原料：黄芪 15 克，山楂、柴胡各 12 克，白芍药 6 克。

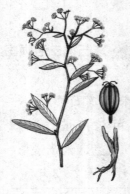

柴 胡

制用法：将原料以 6 碗水煎 4 碗，作为 1 日饮用量。

功效：去脂消积，提高免疫力。

备注：健康而不肥胖者可以每周饮用 1～2 剂，身体较弱者不宜多喝，以免刮胃损筋骨。

方二 疏肝消肥汤

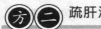

原料：丹参 19 克，生山楂 16 克，柴胡、枳实、当归、郁金、泽泻、香附各 9 克，大黄 8

克，荷叶 1 角（约 1/4 张荷叶）。

制用法：每日 1 剂，水煎分服，连服 1 个月。

功效：对肥胖症有很好的效果。

备注：本方是江西省井冈山市中医院中医曾建民家传秘方。

方三 双术汤治肥胖病

原料：苍术、白术各 15 克，茯苓、泽泻、陈皮、半夏、黄芪、防己各 10 克。

制用法：水煎服法同上，每日 1 剂。

功效：治肥胖病，脾不健运，聚湿成胖。

方四 绿豆芽减肥

原料：绿豆芽 50 克，米醋、生姜、食盐各适量。

制用法：绿豆芽洗干净，入开水锅内焯一下，捞出装盘，加米醋、食盐、生姜末拌匀，即可食用。

功效：不仅减肥，且有利于保持身体健美。

方五 九味汤治肥胖病

原料：桂枝、茯苓、陈皮、青皮、生姜皮、桑白皮、大腹皮、泽泻各 10 克，附子 3 克。

制用法：水煎服法同上，每日 1 剂。

功效：治肥胖病，兼有水肿。

方六 赤小豆粥助减肥

原料：赤小豆 30 克，粳米 50 克。

制用法：赤小豆、粳米洗净，入锅，加清水煮至粥成。每日早、晚食粥。

功效：治疗肥胖病。

方七 魔芋治疗肥胖病

原料：魔芋 100 克，调料适量。

制用法：将魔芋和调料入油锅中，翻炒后出勺即可。每日 1 剂。

功效：减肥，适用于老年性肥胖。

贫　血

贫血是指单位容积血液内红细胞数和血红蛋白量低于正常的病理状态。症状为头昏、眼花、耳鸣、面色苍白或萎黄、气短、心悸、身体消瘦、夜寐不安、疲乏无力、指甲变平变凹易脆裂、注意力不集中、食欲不佳、月经失调等。病因有缺铁、出血溶血、造血功能障碍等。缺铁而引起的"缺铁性贫血"见于营养不良、长期小量出血，治疗应去除病因，并服铁剂。急性大量出血引起的"出血性贫血"须用输血或手术抢救。另还有红细胞过度破坏引起的"溶血性贫血"、缺乏红细胞成熟因素而引起的"巨幼红细胞成熟性贫血"、缺乏内因子的巨幼红细胞引起的"恶性贫血"和造血功能障碍引起的"再生障碍性贫血"。中医学认为，治疗贫血既要增加营养及补血，又要重视补气，因为气能生血。

 方一　生血汤

原料：当归、黄芪各 31 克，黄精 19 克，山茱萸、巴戟天、枸杞子各 16 克，生地黄、白芍药、五味子各 9 克，陈皮 6 克。

制用法：水煎服。

功效：治疗贫血、头晕效果显著。

备注：本方是陕西省汉阳市老中医伍国强先生的经秘方。

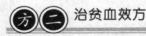 **方二　治贫血效方**

原料：龟板 16 克，鳖甲 13 克，生地黄、熟地黄、天门冬、麦门冬、牡蛎（先下）各 9 克，旱莲草、女贞子各 6 克，别直参 5 克。

制用法：水煎服，每日 1 剂。

功效：治疗因贫血引起的神经衰弱，时发头晕、心跳目黑。

备注：本方是芜湖市中医洪雨春先生家传秘方。

 人参蜂蜜治体虚贫血

原料：人参、蜂蜜各适量。

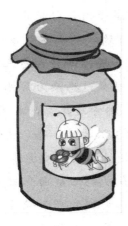

蜂　蜜

制用法：人参切成硬币状薄片，加蜂蜜调和后，上锅蒸煮，开锅 20 分钟后取出，凉后备用。每晚睡前用温水送服 1 片人参。

功效：连续服用对体虚、贫血者疗效显著。

 鲜藕大枣治贫血

原料：鲜藕 100 克，大枣 7 枚，红糖、粳米各适量。

制用法：上料加水适量，同煮粥法，常煮喝粥。

功效：用于治疗贫血。

 爆炒肝尖治贫血

原料：猪肝或羊肝 250 克，鲜菠菜 150 克。

制用法：将肝切成薄片，挂芡，将菠菜洗净切成段，用植物油快速翻炒后食用。

功效：用于治疗贫血。

 黄鳝治贫血

原料：黄鳝 500 克，黄芪 100 克。

制用法：加调料烧菜食用。

功效：治贫血。

 大枣黑豆散治疗贫血

原料：大枣 500 克（去核），黑豆 250 克，黑矾（硫酸亚铁）60 克。

制用法：大枣煮熟，黑豆碾面，加入黑矾，共捣烂如泥为丸。每服 3 克，每日 2～3 次。

功效：有利于血红蛋白合成。用于缺铁性、失血性贫血的治疗。

第四章　秘治内科病

支气管炎

本病是由细菌、病毒以及物理或化学刺激等因素引起的支气管炎症。多因外感时邪、烟呛等而致痰饮内聚所致，发病季节以冬春多见。根据病情的长短，支气管炎症分为急性和慢性两种。急性支气管炎常以伤风着凉、疲乏劳累、烟酒过量、上呼吸道感染为常见诱发因素。患病后主要症状为频繁而刺激性干咳，胸骨后疼痛，恶寒发热，鼻塞头痛，肢体酸楚，咽痛，1～2天后咳出黏液性痰，早、晚咳嗽为主，痰液转浓，量增多，偶带血丝，神倦、乏力，食欲减退等。

慢性支气管炎简称慢支，是常见病、多发病，系由急性支气管炎未及时治疗，经反复感染，长期刺激，如吸烟，吸入粉尘，病毒细菌感染，机体过敏，气候变化，大气污染等诱发导致而形成。主要症状为反复性慢性咳嗽、咯痰伴有气喘等。中医学认为，有风寒、风热、燥火、七情伤感，脾虚不运，湿痰浸肺，阴虚火灼，肺失宣降，气逆于上而咳喘咯痰，形成慢性支气管炎。

 倭瓜治支气管炎

原料：大黄倭瓜1个。

制用法：将倭瓜清水洗净，在把处挖方口，装白糖500克，上锅蒸1小时，取出食用。每日3次吃完为止。

功效：对支气管炎有很好的治疗效果。

备注：服用本方期间不可吃咸食。

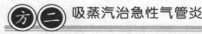 **吸蒸汽治急性气管炎**

原料：水壶，内装小半壶水。

制用法：将小半壶水置于炉子上，待水烧沸腾时，口对准壶嘴里冒出的蒸气，一口一口地吸入，每次持续 20～30 分钟，每日 2～3 次。

功效：对咳嗽疗效十分显著，尤其是外感风寒所引起的急性气管炎及支气管炎疗效更好。

备注：当口腔对准壶嘴时，口与壶嘴要保持一定距离，在不烫伤口腔的前提下，尽量多吸入蒸气。

木槿水泡脚治慢性支气管炎

原料：鲜木槿条 200 克。

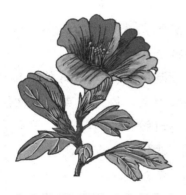

木　槿

制用法：将木槿条洗净、切段，水煎 2 次，将滤液合并，与 1 500 毫升开水同入脚盆中，先熏蒸，待温泡洗。每日 2 次，每次 30 分钟，10 日为 1 个疗程。

功效：适用于慢性支气管炎。

方四 灵芝参合汤治支气管炎

原料：灵芝 15 克，南沙参、北沙参各 10 克，百合 15 克。

制用法：水煎服。

功效：养阴清肺。用于治疗慢性支气管炎。

方五 蜂蜜鸡蛋治支气管炎

原料：蜂蜜 40 克，鸡蛋 1 个。

制用法：先将蜂蜜用锅微炒，然后加水少许，待沸后打入鸡蛋。每日早、晚空腹各服 1 次，吃蛋饮汤。

功效：补虚润肺。用于治疗慢性支气管炎。

方六 玉兰露治慢性支气管炎

原料：玉兰叶、花、蕾共 500 克。

制用法：将玉兰叶、花、蕾加水1000毫升，经 2 次蒸馏，取回蒸馏液250 毫升。浓度为 1∶4 即玉兰露。每日服 1 次，每次 20 毫升。

功效：用于治疗慢性支气管炎。

哮喘

哮喘是因气管和支气管对各种刺激物的刺激不能适应，而引起的支气管平滑肌痉挛、黏膜肿胀、分泌物增加，从而导致支气管管腔狭窄。喘症以呼吸困难，甚至张口抬肩、鼻翼扇动、不能平卧为特征；哮症是一种发作性的痰鸣气喘疾患，发作时喉中哮鸣有声，呼吸气促困难，甚则喘息难以平卧。由于哮必兼喘，故又称作哮喘。哮喘包括支气管哮喘、哮喘性支气管炎等。

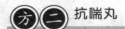

方一 平喘丸

原料：白芥子、百合、白术、苏梗、苏子、川贝母、桑白皮、杏仁、陈皮、茯苓各120克，黄芪、阿胶各180克，当归、天门冬、知母、半夏、生地黄各60克。

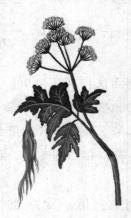

当归

制用法：将原料共研细末，炼蜜为丸，每丸9克。每次服1丸，日服2～3次。

功效：治疗一切喘症。

备注：本方是广东一名民间医生所献。

方二 抗喘丸

原料：棉花籽2500克，杏仁1000克，麻黄750克。

制用法：棉花籽炒熟去壳炒香，杏仁去皮炒熟，同麻黄共研细末，炼蜜为丸，每丸6

克。每日3次，每次1丸。

功效：治疗支气管哮喘。

备注：①干咳无痰、心脏病性哮喘者禁用。②本方是湖北省光化县老中医萧毓森所献。

 喘咳秘方

原料：陈子（又名柑子）、鸡蛋各适量。

制用法：陈子1个，中间挖孔，放1个鸡蛋，并封好，用柴火烧成炭，取出蛋服之，连服3～5个即可见效。

功效：主治哮喘。

备注：本方为贵州民间秘方。贵州许多民族医生经常使用本方。

 海马当归治哮喘

原料：海马（干品）3克，当归6克。

制用法：海马、当归同入沙锅，加水煎煮，取汁去渣，复煎1次，2次煎液混合。分2次服，每日1剂。

功效：温肾壮阳，止咳平喘。治疗哮喘。

 南瓜姜麦芽汁治哮喘

原料：南瓜5个，鲜姜汁60毫升，麦芽1500克。

制用法：将南瓜去籽，切块，入锅内加水煮极烂为粥，用纱布绞取汁，再将汁煮剩一半，放入姜汁、麦芽，以文火熬成膏。每晚服150克，严重患者早、晚服用。

功效：平喘。用于多年哮喘，入冬哮喘加重者。

 糖溜白果定咳喘

原料：水发白果150克，白糖100克，淀粉25克，清水250毫升，碱适量。

制用法：将白果去壳，放入锅内加水和少许碱烧开，用炊帚刷去皮，捏去白果心，装入碗内，加清水，上笼蒸熟；将锅内加清水，放入白果、白糖，置火上烧开，撇去浮沫，勾上芡，倒入盘内即成。

功效：定痰喘，止带浊。用于治疗气虚哮喘、痰嗽、白带、白浊、遗精、淋病、小便频数等。

呕 吐

呕吐是指胃内容物和部分小肠内容物通过食管反流出口腔的一种反射性动作。多由胃寒、胃热、伤食、痰浊、肝气犯胃等导致。胃寒多见呕吐清稀、口中多涎、喜热恶冷、舌苔白润等，治宜温胃降逆。胃热多见食入即吐、吐物酸苦、口臭、喜冷恶热、舌苔黄腻等，治宜和胃清热。伤食引起的多见胃脘胀满不舒、嗳气腐臭、呕吐宿食、舌苔厚腻等，治宜消导和胃。痰浊引起的多有眩晕、胸闷、心悸、呕吐痰涎或清涎、舌苔清腻等，治宜和胃化痰。肝气犯胃，多见胁痛脘胀、呕吐酸苦等，治宜泄肝和胃。

 方 一 饮羊奶治反胃干呕

原料：鲜羊奶适量。

制用法：将羊奶煮沸，每次饮1杯，每日2次。

功效：滋阴养胃。治阴虚所引起的反胃、干呕等症。

备注：羊奶比牛奶营养更丰富，尤其是绵羊奶蛋白质及脂肪量较多，是很好的补益之品。羊奶归入胃、心、肺经，含蛋白质、脂肪、碳水化合物、钙、磷、铁及多种维生素成分，有滋润心、胃的功能。

 方 二 枇杷叶醋治恶心

原料：枇杷叶20片，醋适量。

制用法：将枇杷叶洗净阴干四五日，将枇杷叶放入约750毫升的广口瓶中，加醋后盖好盖子，保存2个月即可饮用。冬天每2日喝1次，夏天每日喝1次。

功效：对因胃病而引起的恶心、呕吐有很好的功效。

备注：①以稀释的枇杷叶醋含漱也有效果。②为了不给胃太大刺激，也可以把枇杷叶以醋水冲淡。

方 三　芦根绿豆粥止呕利尿

原料：绿豆、芦根各 100克，生姜 10 克，紫苏叶 15 克。

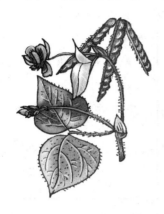

绿　豆

制用法：先煎芦根、姜、苏叶，去渣取汁，入绿豆煮作粥。任意食用。

功效：止呕利尿。用于治疗湿热呕吐及热病烦渴、小便赤涩，并解鱼蟹中毒。

方 四　竹沥绿豆汤治呕吐

原料：绿豆 50 克。

制用法：熬汤，服用时对入鲜竹沥汁 50 毫升，饮用。

功效：用于治疗呕吐。

方 五　醋浸生姜饮健脾养胃

原料：鲜姜 60 克，醋、红糖各适量。

制用法：先将生姜洗净切片，以醋浸泡一昼夜。用时取 3片，加红糖以开水冲泡，代茶饮用。

功效：治食欲不振、反胃及胃寒引起的胃痛。

方 六　姜汁炖砂仁温胃散寒

原料：生鲜姜 100 克，砂仁5 克。

制用法：将鲜姜洗净，切片，捣烂为泥，用纱布包好挤汁。将姜汁倒入锅内，加清水半碗，放入砂仁，隔水炖半小时，去渣即成。

功效：益胃，止呕。治胃寒呕吐、腹痛、妊娠呕吐等。

肺结核

　　肺结核是由结核杆菌传染而来，又称肺痨病。此病颇顽固，它的症状是感觉全身不适、疲倦厌食、心跳加速、盗汗、消瘦、精神改变，女性会月经失常，同时咳嗽，引起胸痛，脸颊潮红，有时肺组织损坏会导致吐痰、咯血。

　　要治愈肺结核，目前来说已不是难事，除了要靠患者的耐心外，食疗法在今天是有其存在价值的。

方一　抗痨丸

　　原料：冬虫夏草、川贝母、白及各94克，百部63克。

　　制用法：共研细末，炼蜜为丸，如豆大，做45粒。每天早、中、晚各服1丸，分15日服完，未好再做，继续吃，以愈为度。

　　功效：主治各型肺结核吐血症。

　　备注：本方是民间祖传秘方。

方二　治肺结核祖传秘方

　　原料：蜂蜜糖500克，白

及、山药各94克，五味子、百合各63克，黄莲、乌贼骨各31克，蛤蚧1对（去头足留尾），紫河车1具。

　　制用法：将紫河车烤干研末，其余原料也均研末，用童便淬炒，炼蜜为丸。早、晚各服1次，每次服9克，开水送下。

　　功效：用于治疗肺结核。

　　备注：本方是湘西土家族苗族自治州名老中医黄柏林祖传秘方。

方三　葶苈子治肺痨

　　原料：甜葶苈子75克。

制用法：将甜葶苈子隔纸炒成黄紫，研为细末。每次 6 克，加水 1 杯，煎至半杯，温服。

功效：用于治疗咯吐脓血、喘咳不得眠病人。

方四 穿破石汤治肺痨

原料：穿破石、铁包金、甘草各 6 克。

制用法：水煎服。

功效：用于治疗肺痨病。

方五 蜈蚣治疗各种结核

原料：蜈蚣（去头足）适量。

制用法：焙干研末。内服，每日2～3条。

功效：用于治疗不同类型的结核：如结核性胸膜炎、结核性肋膜炎、散性结核、骨结核、乳腺结核、颈淋巴结结核。

方六 白及散治疗肺空洞

原料：白及 250 克。

制用法：研为细末。每服 6 克，日服 3 次，须连续服用。

功效：用于治疗空洞型肺结核。

方七 草果穗汤治肺结核

原料：草果穗 30 克。

制用法：水煎服，每日 1 剂。

功效：用治肺结核。

方八 白及川贝散治疗肺空洞

原料：白及粉 240 克，川贝母粉、紫河车粉（胎盘粉）各 60 克，乌贼骨粉 15 克。

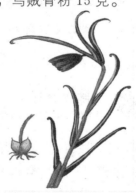

川贝母

制用法：上药拌匀。每日早、晚各服 1 次，每服 9 克，白开水送服。

功效：用于治疗空洞型肺结核。

肺 炎

　　肺炎是指肺泡发炎，主要因感染病毒、病原体、细菌、真菌等引起。本病分为大叶性、小叶性、间质性、病原体性、非典型性、中毒性等多种形式，由分泌凝固性的渗出物充堵在肺泡内及细胞气管内的一种严重疾病。它是由病原体侵入机体，尤以细菌感染如肺炎球菌、金黄色葡萄球菌、军团菌、真菌、克雷白肺炎杆菌等最为常见，是细菌或过滤性病毒所引起的。发病之初，伴有轻微的感冒现象，几小时后，高热、呼吸急促、咳嗽、面红、胸痛或咯出脓状铁锈色般浓痰，小儿时有痉挛发生。病重者神态模糊、嗜睡、谵妄、下痢、蛋白尿、烦躁不安等。该病来如闪电，去得也快，很容易引发肋膜炎、心囊炎、肺坏痛等，甚至导致生命危险，千万不能忽视。

 清肺败毒汤

　　原料：生石膏（先下）25克，栝楼壳 16 克，桑白皮、枯芩 9 克，川贝母、橘络、青木香、葶苈子（包煎）各 6 克，甘草 3 克。

　　制用法：水煎温服，每日1剂。

　　功效：对大叶性肺炎有很好的疗效。

　　备注：本方是湖北宜昌市中医院原中医周心华家传秘方。

方二 驱毒保肺汤

　　原料：沙参、杏仁、紫菀、浙贝母、麦芽、白茅根各 9 克，生石膏（先下）6 克，桔梗 3 克。

　　制用法：水煎温服，每日 1剂，连服半月至 1 个月。

　　功效：主治肺炎。

　　备注：本方是湖南安乡中医彭德初经秘方。

功效：治肺炎，咳嗽吐痰。

方 三 翘花汤治肺炎

原料：连翘、金银花各 15 克，桔梗 12 克，天花粉 15 克，川贝母 6 克。

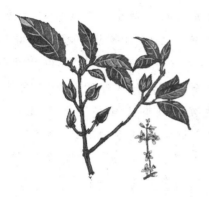

连　翘

制用法：水煎服。5 岁每日 2 剂，每剂分 2 次服；1 岁 1 剂，分 3 次服。

功效：主治肺炎，高热口渴。

方 四 桔贝汤治肺炎

原料：桔梗、川贝母各 6 克，桑白皮 9 克，炒杏仁 3 克。

制用法：水煎服。5 岁每日

方 五 金银花当归汤治肺炎

原料：金银花 30 克，当归 15 克，玄参、蒲公英各 6 克。

制用法：沙锅煎服。

功效：用于治疗肺炎。

方 六 石仙桃治肺炎

原料：石仙桃全草（又名石上莲）200 克，冰糖 100 克。

制用法：水适量煎浓汁。日服 2 次。

功效：用于治疗肺炎。

方 七 二根汤治肺炎

原料：癞肚皮棵 15 克，蚯蚓 1 条，白茅根、芦根各 15 克。

制用法：水煎服。5 岁每日 2 剂，1 剂分 2 次服；1 岁 1 剂，分 3 次服。

功效：用于治疗肺炎，高热。

肺气肿

　　肺气肿是慢性支气管炎最常见的并发症。由于支气管长期炎症，管腔狭窄，阻碍呼吸，导致肺泡过度充气膨胀、破裂，损害和减退肺功能而形成。常见有两种损害形式，一是先天性，缺少某类蛋白质抑制的分解酵素，从而侵犯肺泡壁而变薄，气压胀大使肺泡破裂，壮年为多；另一种因空气污染，慢支发作，肺上端受侵害所致。其主要祸首是抽烟。慢支、支气管哮喘、硅沉着病（矽肺）、肺结核均可引起本病。主要症状有咳嗽、多痰、气急、发绀，持续发展可导致肺心病。阻塞性肺气肿起病缓慢，主要表现是咳痰、气急、胸闷、呼吸困难，合并感染加重导致呼吸衰竭或心力衰竭。

方一　猪肺治肺气肿

　　原料：猪肺 100 克，鱼腥草 60 克。

　　制用法：水煎服，每日 1 剂，分 3 次服。

　　功效：本方具有清热润肺、止咳化痰、平喘之功。主治肺气肿。

方二　洋铁叶根治肺气肿

　　原料：洋铁叶根 50 克，红壳鸡蛋 1 个。

　　制用法：鲜洋铁叶根洗净切片，水煎取汁，用此汁煮红壳鸡蛋吃，喝少量汁，每日 1 次。

　　功效：此方治疗气管炎、肺气肿均收到满意效果。

方三　鳖甲治肺气肿

　　原料：鳖甲 26 克，阿胶 15 克，芦根 40 克。

　　制用法：水煎服，每日 1 剂，日服 3 次。

　　功效：本方具有养阴润肺、

化痰止咳、平喘等作用。主治肺气肿。

方四 沙参治肺气肿

原料：沙参12克，麦门冬、五味子、杏仁、玉竹、川贝母各9克。

制用法：水煎服，每日1剂，分2次服。

功效：本方补气生津，适用于气津两伤所致的肺气肿。

方五 黄芩栝楼仁治肺气肿

原料：黄芩、栝楼仁、半夏、胆星、橘皮、杏仁泥、枳实、姜竹茹各9克。

制用法：水煎服，每日1剂，早、晚服。

功效：本方清肺化痰，适用于痰热所致的肺气肿者。

方六 五味子治肺气肿症

原料：五味子250克，鸡蛋10个。

制用法：将五味子水煎半小时，冷却，放入鸡蛋，浸泡10日后，每晨取1个，糖水或热黄酒冲服。

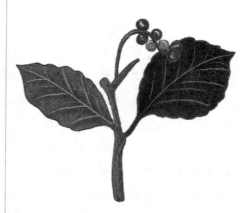

五味子

功效：本方适用于肺气肿症。

方七 熟地黄治肺气肿

原料：熟地黄、山萸肉、五味子各9克，肉桂2.5克，补骨脂、胡桃肉各9克。

制用法：水煎服，每日1剂，分2次服。

功效：本方补肾纳气，适用于肾衰所致的肺气肿者。

胃　炎

胃炎是胃黏膜炎性疾病，分急性、慢性两大类。急性胃炎主要是指因食物中毒、化学品或药物刺激、腐蚀、严重感染等引起的胃黏膜急性病变。主要诱因有烈酒、浓茶、咖啡、辛辣食物、药物、物理因素（粗糙食物）、细菌等。在夏秋季，起病急，主要表现为发热、恶心、呕吐、腹泻、腹痛、脱水、休克、脐周压痛等，有时与溃疡相似，应及时治疗。中医学认为，本病属于湿热下注，脾胃失调所致，治疗时应清热利湿、解痉止痛来调理脾胃。

慢性胃炎属中医胃脘痛、痞满等症范畴。中医学认为由气滞、脾虚、血瘀，诸邪阻滞于胃或胃络失养所致。该病以胃黏膜的非特异性慢性炎症为主要病理表现，病因可能除急性病外，还与胃黏膜受理化因素、细菌或毒素反复刺激和直接损害有关，其中尤以青壮年男性为多。临床表现为上腹部慢性疼痛、消化不良、食欲不振、恶心、呕吐、泛酸、饱胀、嗳气、纳差、大便不调，胃镜检查胃黏膜充血、水肿、糜烂、变薄。治疗本病以理气和胃为主。

方一 蒲公英健胃汤

原料：干品蒲公英根部2克（鲜品6克）。

制用法：将原料放入水中，熬至半量，这是1日的量，每日三餐后服用，不可间断。

功效：健胃，解热，发汗，强壮。

备注：本方是民间常用的一种健胃药剂。

方二 乌梅平胃汤

原料：乌梅15克，黄连10克，秦皮30克，苍术、厚朴、陈皮各 10 克，炙甘草 5 克，生姜 10 克，大枣 5 枚。

制用法：每日 1 剂，煎 2 遍和匀，日 3 次分服。

功效：乌梅收敛涩肠；黄连、秦皮清热燥湿；苍术健脾胃；厚朴导滞、消除胀满；陈皮理气和中；炙甘草、姜、枣调和脾胃。本方苦寒清热燥湿，芳香理气健脾同用，故肠炎久延，脾虚而湿热留恋者宜之。

备注：①泄泻次数多，日久不减者加罂粟壳 10 克同煎。②脾胃虚寒者不宜用此。

 方 三 地榆汤治慢性胃炎

原料：生地榆、决明子各 20 克。

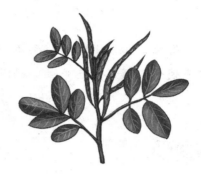

决明子

制用法：水煎服，每日 1 剂。

功效：用于治疗慢性胃炎。

胃 痛

胃痛是指以上腹胃脘部近心窝处经常发生疼痛。其发病原因是由于饮食不调，情志刺激，脾阳素虚，感受外寒，胃火和降所致。

方一 沉香散

原料：苏打 125 克，沉香、木香、砂仁、豆蔻各 8 克。

制用法：将原料共研为细末，瓶装备用。成人每服 3 克，小儿酌减，每日 2～3 次，白开水送下。

功效：主治顽固性呕吐、胃痛。

备注：本方是河北石家庄市原卫生保健站中医杨佑贤家传秘方。

方二 蒲公英治胃痛

原料：蒲公英 30 克，生白芍药 10 克，生甘草 6 克，红花 8 克，徐长卿 12 克，陈皮 8 克，大贝母 12 克。

制用法：水煎服，每日 1 剂，分 2 次服。

功效：安胃，止痛，散结，适用于胃脘痛，滞胀纳呆属气滞络阻者。

方三 香油炸生姜片

原料：香油、鲜姜各适量。

制用法：将鲜姜洗净，切成薄片，带汁放在绵白糖里滚一下，放入烧至六七成热的香油锅内，待姜片颜色变深，轻翻后再稍炸一下，即可出锅，每次吃 2 片，饭前吃（热吃），每日 2～3 次，一般 10 日左右见效，半月可痊愈。

功效：对胃疼很有效果。

备注：有人患胃痛病，吃过很多药未除根，后经人介绍使用本方后治愈。

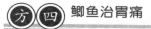

方四 鲫鱼治胃痛

原料：鲫鱼 250 克，生姜 30 克，橘皮 20 克，胡椒 3 克。

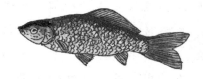

鲫 鱼

制用法：鲫鱼去鳞、鳃、内脏，洗净；生姜洗净，切片，与橘皮、胡椒同包扎在纱布袋中，填入鱼肚，置锅内，加水适量，文火煨熟，加盐少许，空腹饮汤食鱼，日 2 次。

功效：本方适用于感寒后之胃部疼痛。

方五 胡椒治胃痛

原料：胡椒 15 克，肉桂 9 克，白术、葱头各 15 克，猪肚 1 个，食盐适量。

制用法：将猪肚洗净，再把药料拌适量盐，填入猪肚中，放入沙锅，加适量的水，先用武火煮沸，再用文火至猪肚烂熟，空腹时吃猪肚，饮汤。每次 1 小碗，每日 2～3 次。

功效：本方适用于虚寒性胃痛。

方六 胃痛用寄生

原料：苦楝木寄生、沙梨树寄生、葵扇子各 30 克（捣碎），黄皮木寄生 15 克。实热型加救必应寄生、白节藤各 15 克；虚寒型加桂木寄生 30 克。

制用法：加水煎至 1 碗，早、晚分服。

功效：主治胃痛。

方七 小茴香胡椒治胃痛

原料：小茴香 10 克，胡椒 12 克。

制用法：两者共为细面，酒糊为丸，每服 3～6 克，温酒送下。

功效：本方散寒理气止痛，适用于胃寒疼痛。

胃下垂

胃下垂多半与胃弛缓一齐发生，所以其症状差不多相似，至于纯粹的胃下垂，其特征是胃有压迫感，腰痛时，腹部会有裂开似的剧痛。此症会有头痛及不眠的情形发生。

中医学认为胃下垂是气虚下陷，主张补中益气，故宜食用易消化而富含营养的食品，包括糯米粥、蛋、奶、瘦肉、鱼、家禽、猪肝、蔬菜等。酵母类食物尤为相宜，但要少量多餐，汤水少喝。

方一 胃下垂秘秘方

原料：党参 16 克，黄芪、云茯苓各 9 克，白术、陈皮、半夏各 6 克，木香、砂仁、升麻、炙甘草各 3 克。

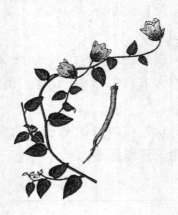

党 参

制用法：水煎服，每日 1 剂。

功效：主治胃下垂。

备注：本方是贵州龙里县中医院中医邓国宾经验良方。

方二 蹲食疗法治胃下垂

制用法：每天早、晚吃饭时均蹲着吃饭，并坚持不过量贪饮啤酒。

功效：对治疗胃下垂有很好的效果。

备注：有人患胃下垂形体消瘦，饭后常感不适，后用此法后，病症逐渐消失。

首乌散治胃下垂

原料：何首乌 30 克，五倍子 2 克，肉桂 1 克。

制用法：为末。分 3 次冲服。每日 1 剂。

功效：用于治疗胃下垂。

 佛手散治胃下垂

原料：佛手 60 克，桂花树根、橄榄、梅花树根各 15 克。

制用法：共为细末。每次冲服 10 克，每日 3 次。

功效：用于治疗胃下垂。

 蚕蛹治胃下垂

原料：蚕蛹适量。

制用法：焙燥，研粉。每服 2.5～5 克，每日 2 次，但此种粉须干燥保存，最好存入胶囊，以免失效。

功效：用于治疗胃下垂。

 炖笋鸡治胃下垂

原料：笋鸡（童鸡，以母鸡最好）1 只，干姜、公丁香、砂仁各 3 克。

制用法：将笋鸡杀死，去毛洗净，保留心、肝、肺。切成小块，加入干姜、公丁香、砂仁（皆研细粉）炖煮。分 2 次吃完，每 3 日吃 1 只，一般用 1～5 只鸡即可收效。

功效：调气补中。用于治疗胃下垂。

 敷脐法治胃下垂

原料：蓖麻子仁 3 克（选饱满洁白者为佳），五倍子 1.5 克。

制用法：上 2 味料为 1 次用量。将两味捣碎，研细，混匀后加水，制成形似荸荠状、上尖下圆的药团，大小可根据病人脐眼大小而定。将药团对准脐眼塞上，外用橡皮膏固定，每日早、中、晚各 1 次。用热水袋放于脐眼上热敷，每次热敷 5～10 分钟，以感觉温热不烫皮肤为度。一般 4 日后取掉药团。贴敷 3 次为 1 个疗程。1 个疗程后可做 X 线造影复查。如胃的位置已复原，应停止用药；未复原，可再进行第二个疗程。

功效：除湿通络，敛肺涩肠。用于治疗胃下垂。

胃、十二指肠溃疡

胃溃疡的发生，现代医学认为是胃黏膜的血液循环不良时，该部位的抵抗力减低，在这些抵抗力较弱的地方，由于受到过多的胃酸刺激，而产生溃疡，所以，胃酸过多是溃疡的主因。

它的症候是痛的部位，常在胸骨之下，也就是我们常说的人字骨之下的心窝部位，有时因神经的传布，会痛到胸部下侧，甚至背后和肩部都痛，这个痛，大多是在饭后痛，和饮食有关，吃了东西，反觉好一点，但又不能多吃，因为吃多了会发胀，结果痛势更厉害，除了疼痛之外，有时会吐酸水、呕吐。

十二指肠溃疡症状和胃溃疡差不多，发生的原因也大致相同，但是疼痛的部位是在心窝部偏右方，比胃溃疡痛的部位稍稍向右又要低一点，表面上易区别的是疼痛的时间，十二指肠溃疡大多在饥饿时，或是食后半夜作痛。

 胃溃疡散

原料：当归 16 克，穿山甲 9 克。

制用法：共研细末，用热黄酒 125 毫升，1 次冲服，每日 2 次。

功效：主治胃溃疡。

备注：本方是山东省诸城县人民医院李凤臣老中医的家传秘方。

 治十二指肠溃疡方

原料：土木香 6～9 克。

制用法：研末，开水冲服，每日 1～2 剂。

功效：主治十二指肠溃疡。

备注：本方是福建福州民间秘方。

方 三　胃溃疡病方

原料：黄精3份，白及、乌贼骨各2份，高良姜1份。

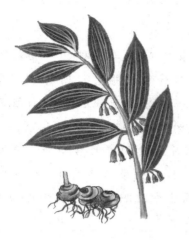

黄　精

制用法：将黄精蒸熟晒干，白及、高良姜晒干，乌贼骨用消炎漂净咸味，上药混合研为细末。每日3～4次，每次3～9克，以温开水吞服。

功效：主治胃及十二指肠球部溃疡。

备注：本方是江西省横峰县人民医院缪大江经秘方。

方 四　乌贝散治十二指肠溃疡

原料：乌贼骨120克，川贝母15克。

制用法：将乌贼骨去盖研末，川贝母去心研末，两药混合拌匀，瓶装备用。空腹日服2次，每次6克。重者夜加1服。服后休息30分钟，即有舒服感觉，轻者2～3日愈，重者5～7日愈。

功效：用于治疗十二指肠溃疡。

方 五　鸡蛋壳延胡索缓痛止血

原料：鸡蛋壳、延胡索各等份。

制用法：共研细末。每次服5克，每日2次。

功效：治胃及十二指肠溃疡之吐酸、疼痛。

方 六　芦荟酒治十二指肠溃疡

原料：芦荟叶、烧酒、蜂蜜各适量。

制用法：取芦荟叶，去刺，细捣，加其1倍的烧酒和1/4烧酒量的蜂蜜，放置20日便成芦荟酒。芦荟酒越陈越好。1次1酒盅，每日服3次。

功效：长期服用，可根治十二指肠溃疡。

中 风

中风又称为脑卒中，是急性脑血管疾病，是一种非外伤性而又发病较急的脑局部血液供应障碍引起神经性损害。因其发病急骤，故也称为脑卒中或脑血管意外。一般分为出血性和缺血性两类。属脑出血、梗死范畴。临床表现为突然昏厥，不省人事，并伴有口眼㖞斜、舌强语謇、半身瘫痪、牙关紧闭或目合口张、手撒肢冷、肢体软瘫等。重者可突然摔倒、意识丧失、陷入昏迷、大小便失禁等。中医学认为，脑出血大体属于中脏腑范畴。脑梗死为中经络范畴。

中风不省人事方

原料： 香油 63 毫升，人工麝香 0.06 克。

制用法： 将人工麝香放入香油内，徐徐灌下即醒。

功效： 用于治疗中风不省人事。

备注： 本方是民间秘方。

治中风秘方

原料： 何首乌、川乌、草乌、怀牛膝、高良姜、细辛各 3

克，人工麝香 0.03 克。

制用法： 将上料共研末，用棉花卷药擦牙床，能消炎开关止痛。

功效： 治中风牙关紧闭、水米不下、危在顷刻有神奇效果。

备注： 本方是湖南临武一中医蒋素安家传五世秘方。

天麻蝎梢治小儿中风

原料： 天麻 15 克，白附子 9 克，蝎梢 15 克，人工麝香 3 克，白花蛇肉酒炙、天竺黄、青黛各6克，朱砂9克。

制用法：上药共研末，炼蜜为丸，如皂角子大。薄荷汤下。

功效：用于治疗小儿中风，昏闷呵欠，手足微冷。

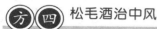 **方四 松毛酒治中风**

原料：松毛1千克，酒1500毫升。

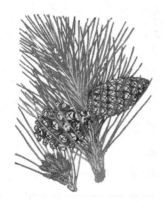

松

制用法：将松毛在酒中浸7日。每饮1杯，日服2次。

功效：用于治疗中风口眼㖞斜，症见两脚疼痛、腰痛、两足不能立地。

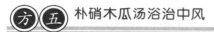 **方五 朴硝木瓜汤浴治中风**

原料：朴硝、木瓜、透骨草、柏子仁各100克。

制用法：煎汤洗浴，每日2～3次。独活15～30克，桑寄生30克，水煎内服。

功效：用于治疗中风半身不遂，卧床不起。

方六 老姜韭根治中风

原料：老生姜1500克，红糖250克，白酒500毫升，韭菜根适量。

制用法：将姜、韭菜根切碎，纳入锅内，炒至冒青烟为度，入白酒，加盖片刻，取出去火气。睡时敷于患处，一夜去之。

功效：用于治疗中风口眼㖞斜、四肢抽搐、产后风瘫。

方七 太子参治中风后遗症

原料：太子参30～50克，生水蛭15克，当归20克，川芎、川地龙、鸡内金各15克。

制用法：水煎，每日1剂，2次分服。

功效：用于治疗中风后遗症半身不遂，口眼㖞斜，语言謇涩，口角流涎，小便频数或失禁。

癫痫

癫痫是以脑功能短暂异常为特征的一组临床综合征，有原发性癫痫和继发性癫痫的区别。癫痫的发作大多具有间歇性、短暂性、刻板性三个特点，以突然昏仆，口吐涎沫，肢体抽搐，移时自醒，反复发作为主要表现。临床上有大发作（羊痫风）、小发作、局限性发作和精神运动性发作4种形式。中医学称本病为"痫病"，其病机因先天遗传，或大惊卒恐，情志失调，饮食不节，以及继发于脑部疾患，或患他疾之后，使风痰、瘀血等蒙蔽清窍，扰乱神明，其中以痰邪为患最为重要。

 痫定散治癫痫

原料：葛根、郁金、木香、香附、丹参、胆南星各30克，白胡椒、白矾、皂角仁（炒研）、朱砂各15克。

制用法：上药研末和匀为散，装瓶备用。7岁以下每次服1.5克，7岁以上每次服3克，16岁以上每次服7克，均早、晚各服1次。30日为1个疗程，一般2个疗程即可。服完1个疗程后，停药10日，再进行第二个疗程。连服药30日，发作次数无减少、无症状减轻和好转者为无效，应停药。

功效：经治48例，其中治愈43例，发作次数减少、症状减轻者4例，无效1例。

备注：7岁以下不用白胡椒。服药期忌情志刺激、浓茶、烟酒、咖啡、白萝卜、茄子、生冷寒凉诸品。

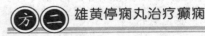 **雄黄停痫丸治疗癫痫**

原料：明雄黄、钩藤、制乳香各25克，琥珀、天竺黄、天麻、全蝎、胆南星、郁金、黄连、

木香各 19 克，荆芥穗、明矾、甘草各 13 克，朱砂 5 克，珍珠末、冰片各 2 克，绿豆 200 克。

制用法：上药除雄黄、朱砂外，共研细末，制水丸如绿豆大，雄黄、朱砂研细末为衣。每日服 2 次，分早、晚温开水送服，或据病情选 1～2 味中药煎汤送服。成人每日 4～6 克，1 周岁儿童每次 1～1.5 克，可随年龄、体质增减用量，均以 3 个月为 1 个疗程。

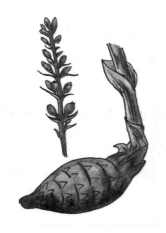

天　麻

功效：经治 87 例，均以大发作型居多，结果：临床控制 34 例，有效 20 例，无产病 33 例，总有效率为 62%。经分析表明，病程短、年龄小者疗效明显。无效病例中相当部分是没有遵守注意事项。

备注：服药间避免惊怒，禁烟酒、辛辣、荤腥食物；经服药停止发作后，须继续服药 100 日以上，病重者 1 年以上方可停药，以免复发；服药期间避免重体力或过度脑力劳动，禁房事；若服药前服用苯妥英钠、鲁米那等药者，或病程长、发作剧者，可继续与本药同服至 1 个月左右，症状明显好转后酌减、停药。"癫痫者，痰邪逆也。"治疗大法，当首重祛痰降逆。本方有豁痰降逆、开窍镇痉、安神之功，具有定痫之效。方中雄黄有一定毒性，但本方以丸缓服，且有甘草、绿豆解毒，所治病例仅个别有轻微皮疹过敏，停药即消失。

 鸡心血治疗惊痫

原料：公鸡 9 只，白及 9 克，黄酒适量。

制用法：公鸡杀死取出鸡心，将鸡心血挤压出来，放于碗内，再将研成细末的白及粉倒入碗内，同捣为泥。分为 2 次服，每次以黄酒 60 毫升为引，2 天内服完。

功效：解热毒，疗惊痫。用于治疗羊痫风。

风湿性关节炎

风湿性关节炎是一种常见的急性或慢性结缔组织炎症，可反复发作并累及心脏。临床以关节和肌肉游走性酸楚、重着、疼痛为特征。中医学称本病为"三痹"，根据感邪不同及临床主要表现，有"行痹"、"痛痹"、"着痹"的区别，其病机主要为风寒湿邪三气杂至，导致气血运行不畅，经络阻滞所致。

 骨节草治风湿性关节炎

原料：醋1000毫升，骨节草500克。

制用法：将骨节草切成段，放进醋锅里煮。烧开后将锅端下，放在地板上，把有病的腿架在锅上面（注意距离适当，以免烫伤），腿上盖上棉垫，用热蒸气熏有病的腿关节。药凉后再加热。每日1次，每次1个小时。1锅药只能用2次。

功效：对风湿性关节炎有良好的治疗效果。

备注：有16岁风湿性关节炎患者病情严重时走路困难，多方求治无效，后用本方连续治疗5～8次痊愈，以后再也没犯过。

 五枝水治风湿性腿痛

原料：鲜桃树枝、鲜柳枝、鲜槐树枝、鲜桑枝各50克，透骨草30克。

制用法：将上药加清水适量，煎煮30分钟，去渣取汁，与2000毫升开水一起倒入盆中，先熏蒸患处，待温度适宜时泡洗双脚，每日1次，每次熏泡40分钟，10日为1个疗程。

功效：用于治疗风湿性腰腿痛。

木瓜治疗风湿痛

原料：木瓜1个。

制用法：水酒各半，煮令极烂，研成粥浆样，用布摊敷于患处，凉即更换，连用3～5次。

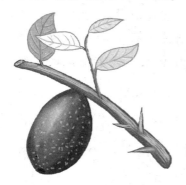

木　瓜

功效：舒筋活络，祛风湿。用于治疗风湿性关节炎、关节痛。

 花椒治疗风湿性关节痛

原料：花椒、葱根、蒜瓣各少许。

制用法：煎汤擦洗患部。

功效：用于治疗风湿性关节炎引起的关节痛。

 丝瓜络治风湿性关节痛

原料：丝瓜络50克，白酒500毫升。

制用法：将丝瓜络放入白酒里浸泡7日，去渣服用。每次饮15毫升，能饮酒者饮30～90毫升，每日2次，对关节痛有疗效。

功效：通经活络。用于治疗风湿性关节痛。

 薏苡仁治湿气性腰痛

原料：薏苡仁24克，白术15克。

制用法：水煎服。

功效：用于治疗湿气性腰痛。

 鸡血藤汤治风湿性腰痛

原料：鸡血藤、伸筋草各9克。

制用法：水煎服。

功效：用于治疗风湿性腰痛。

类风湿关节炎

类风湿关节炎是一种以关节滑膜炎为特征的慢性全身性自身免疫性疾病，其发病与细菌、病毒、遗传及性激素有一定关系。临床以慢性对称性多关节肿痛伴晨僵、晚期关节强直畸形和功能严重受损为特征。中医学称本病为"尪痹"，其病机为风寒湿热之邪留滞于筋骨关节，久之损伤肝肾阴血所致。

方一 葱白治类风湿关节炎

原料：葱白2根，大黄粉若干，蛋清1个，白糖1勺。

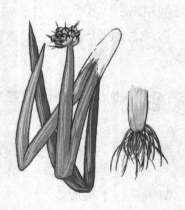

葱 白

制用法：将葱白切碎捣烂，放在碗中加白糖、蛋清及大黄粉调成糊状，调匀后即敷在痛点上，覆上保鲜膜并用绷带包扎。每日换1次，连贴两天即可见效。

功效：对类风湿关节炎有神奇效果。

备注：有患者看西医不能根治，中医也不见效，后用本方后效果出奇得好，对于酸痛有迅速缓解的功能。

方二 蠲痹定痛汤治类风湿关节炎

原料：乌梢蛇9克，蜈蚣2条，川桂枝6～8克，细辛3～4克，甘草节4克，雷公藤10克，红花9克，制乳香、没药、制草乌、制川乌各4克。

制用法：上药加冷水浸泡 2 小时，置沙罐中煎沸后文火煮 1 小时，药渣再加水煎沸后文火煮半小时。晚睡前热服头汁，次日清晨热服二汁。

功效：用于治疗类风湿关节炎，风湿关节炎，系统性红斑狼疮见关节疼痛或肿胀者。

方三 乌头通痹汤治类风湿关节炎

原料：制乌头（先煎）9 克，黄芪 15 克，桂枝 6 克，芍药 12 克，穿山龙、地龙、青风藤、钻地风、白僵蚕、乌梢蛇各 15 克，露蜂房 9 克，甘草 6 克。

制用法：水煎服，每日 1 剂。

功效：温经散寒，驱风除湿，通络扶正。用于治疗类风湿关节炎。

方四 蛇虫丸治类风湿关节炎

原料：白花蛇 10 条，炙蜈蚣 20 条，炙全蝎 30 克，制马钱子 20 克，炙露蜂房、广地龙、白僵蚕各 100 克。

制用法：将马钱子与绿豆同煮，煮至绿豆开花为度，剥

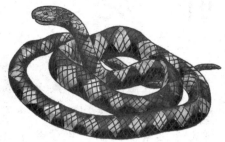

白花蛇

去皮，切片晒干，用土炒至褐色。余 6 味文火焙干。共研细末，过极细筛，装入零号胶囊 900～1000 粒。每日服 3 次，每次 8 粒，连服 40 日为 1 个疗程。

功效：用于治疗类风湿关节炎。

方五 两乌散治类风湿关节炎

原料：制草乌、制川乌、薏苡仁各 100 克，生地黄 200 克，制乳香、制没药各 150 克，马钱子 50 克。

制用法：研末水冲服。

功效：用于治疗类风湿关节炎，寒型。

肝　炎

肝为五脏之一，有藏血、疏泄、开窍于目等功能。肝脏发生炎性病变，就是肝炎。肝炎的病因有病毒、细菌、阿米巴等感染，也可由于毒素、药物、化学品中毒等引起，有急性、慢性之分。症状上共同之处为恶心、食欲差、脘腹胀闷、大便时溏时秘、易疲劳、发热、出虚汗、肝区不适或疼痛、隐痛、肝功能异常、肝肿大、乏力等等。传染性肝炎又叫病毒性肝炎，多由肝炎病毒引起。现在已知肝炎至少可有甲、乙、丙、丁、戊等多种。该病预后危险，且极易传播，故确诊后应对患者分床分食进行隔离为好。

　茉莉花膏

原料：茉莉花 100 朵。

制用法：去茉莉花朵叶蒂，加糖 156 克，锅内蒸熟烂，调为膏。每日 3 次，每次服一茶匙。

功效：可治疗一切肝病。

备注：本方是民间秘秘方，从沂蒙山区一药农中得到。

　生姜汤

原料：生姜 5 片，黄芪、茯苓、白术、白芍药、白扁豆、甘草、大枣各 6 克。

制用法：用 2 碗水煎至 1 碗，饭前服用，每日 2～3 帖均可。

功效：对急性肝炎有良好效果。

备注：服用本方时，忌大荤、熬夜、房事，直到病愈为止。

方　三　柴胡茵陈治慢性肝炎

原料：柴胡 9 克，茵陈 20 克，板蓝根 15 克，当归 9 克，丹参 20 克，莪术、党参、炒白术各 9 克，黄芪、女贞子各 20

克，五味子15克，茯苓9克。

制用法：水煎服，每日1剂。头煎、二煎药液相混，早、中、晚分3次服。亦可共碾为末炼蜜为丸，每丸重9克，日服3丸。

功效：舒肝解郁，活血化瘀，清解祛邪，培补脾肾，可主治慢性、病毒性肝炎，早期肝硬化、肝脾肿大、肝功能异常等。

方四 柴胡枳壳治慢性肝炎

原料：柴胡、枳壳、川芎、香附各12克，郁金、太子参、茯苓各15克，陈皮、半夏各12克，白术、黄芩各15克。

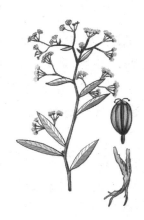

柴　胡

制用法：水煎服，每日1剂，早、晚服。

功效：疏肝理气，健脾和胃，用于治疗慢性迁延性肝炎。

方五 虎杖根治慢性肝炎

原料：虎杖根500克，北五味子250克，蜂蜜1000克。

制用法：将虎杖根、五味子洗净，用沙锅加水浸泡半小时，水量以浸没药物为度，中火煎沸后，改用文火煎半小时，等剩下1大碗药液时，滤出头汁；再加水2大碗，煎2汁，约剩下1大碗药液时，滤出，弃渣；最后将头汁、二汁及蜂蜜一起倒入大沙锅内，文火煎沸5分钟后，离火，冷却，装瓶，盖紧，每日3次，每次1匙，饭后开水冲服，2个月为1个疗程。

功效：柔肝解毒，去疹止痛，利湿，适用于慢性肝炎。

方六 垂盆草治慢性肝炎

原料：垂盆草、阴行草各500克，矮地茶250克。

制用法：上述各药加工成棕褐色颗粒，每袋重13克；开水送服，每次1袋，日3次，代茶饮。

功效：本方用于治疗慢性肝炎有良效。

肝硬化

肝硬化是慢性弥漫性肝脏病变，可由多种疾病所引起。由于种种原因，肝细胞破坏后，得不到修复，形成脂肪浸润和纤维组织增生，造成肝硬变。早期表现与慢性肝炎相似，此时若不注意治疗调养，可发展到肝脾肿大、腹水，甚或呕血、昏迷等。常用的有效的临床偏方、秘方主要如下。

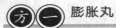 **方 一 膨胀丸**

原料： 党参 31 克，白术、茯苓各 16 克，附子、肉桂、甘遂、大戟各 9 克，黑牵牛子、白牵牛子、阿胶各 6 克，大枣 30 枚。

制用法： 将原料研细末，阿胶烊化和枣肉捣烂为丸，每丸重 0.3 克。每日空腹服 1 次，第一日服 5 克，以后逐日增 2 克，至每日 9～13 克为止，病愈即停服。

功效： 攻补兼施，对于肝硬化效果确凿。

备注： 本方是民间秘方，在云南流传甚广。

方 二 护肝败毒丹

原料： 川连、川大黄、干姜各 31 克。

制用法： 将原料共研细末，面糊为丸，如梧桐子大。每日早、晚各服 5 克，温水送下。

功效： 对肝硬化有很好的治疗效果。

备注： ①服用期间，可有轻微腹病，大便出现溏泄，约 10 日可见好转。②本方是济南市老中医罗明先家传秘方。

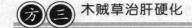 **方 三 木贼草治肝硬化**

原料： 木贼草（微炒）

30克。

制用法：研细末。空腹服，每服 0.5～1 克，白开水送服，日服 2 次。连服 2 周。

功效：用于治疗肝硬化。

 方四 海带治肝硬化

原料：海带 30 克，牵牛子15 克。

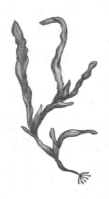

海 带

制用法：将上 2 味放入沙锅，加水煎煮，取汁去渣。每日 1 剂，分 2 次服。

功效：软坚散结，清热利水。用于治疗肝硬化腹水。

方五 二甲丸治肝硬化

原料：穿山甲 500 克，醋炙鳖甲 300 克，鸡内金 500 克，蜂蜜2000克。前 3 味药共为细末，炼蜜为丸，每丸 10 克。

制用法：每日服 3 次，每次1 丸。

功效：用于治疗肝硬化。

备注：忌生冷、腥荤、油腻食物。

 方六 鳗鱼脑治肝硬化

原料：海鳗鱼脑、卵及脊髓各适量。

制用法：将海鳗鱼卵、脑及脊髓焙干研末。每次 3～6 克，温开水冲服。

功效：滋补强壮。辅助治疗肝硬化及脂肪肝。

方七 虎杖根治肝硬化腹水

原料：虎杖根、竹节黄、金樱根、绒毛鸭脚木（根皮）、土杜仲（根皮）、奶汁藤（藤茎）、三叉苦钩藤各 10 克。

制用法：每日 1 剂，水煎分2 次服。另用炮穿山甲，一匹绸叶各等量，捣烂敷脐部，每日 1 次。

功效：本方有活血祛瘀、通络除湿之功效。治疗肝硬化腹水有疗效。

急性胆囊炎

　　急性胆囊炎是由于胆汁滞留和细菌感染而引起的胆囊炎症，常因胆囊内结石阻塞胆管使胆汁滞留形成对胆囊的慢性刺激所引起，也可因肝脏的长期炎症，使肝周围组织发生炎性病变所引起。本病多发于中年女性。患病以后可有上腹疼痛及消化不良等症状。腹痛可为针刺样或刀割样，并有规律性发作。有时还会引起恶心、呕吐、发热。常因饱餐、进食高脂肪、油类或寒冷等因素诱发。急性胆囊炎如治疗不及时或伴有胆囊内结石时常发展为慢性胆囊炎。

 方一 蒲公英治急性胆囊炎

　　原料：鲜蒲公英全草100～150克。

　　制用法：水煎服，15日为1个疗程，连续使用1～2个疗程，即可根治。

　　功效：用于治疗急性胆囊炎。

方二 西瓜治胆囊炎

　　原料：红瓤西瓜14克，冻粉1.5克，白糖60克，香蕉油1滴，清水90毫升。

　　制用法：西瓜瓤去子、切碎，挤出西瓜汁，冻粉切成寸段，在瓜汁中加白糖15克，放

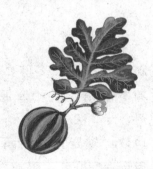

西　瓜

入冻粉煮化，搅均匀，凉透，凝结成冻，即为西瓜酪。清水加入剩余白糖烧开，凉透，加上香蕉油。把西瓜酪割成小块，

在盘子四周浇上糖水即成。

功效：清热解毒，利胆降压，适用于胆囊炎、胆石症。

小麦秆治胆囊炎

原料：鲜嫩小麦秆 100 克（采取春天已灌浆，尚未成熟的小麦），白糖少许。

制用法：麦秆加水煮半小时左右，加白糖使之微甜代茶饮，每次半小碗，每日 3 次。

功效：消炎利胆，适用于胆囊炎。

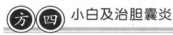小白及治胆囊炎

原料：小白及 50 克。

制用法：以假鳞茎入药，研碎煮糯米饭吃，每日 2 次，每日 1 剂；或研末加熊胆 10 克调匀，分 5 次对蜂糖服，每日 2 次。

功效：清肺利胆、解毒清热、补肾、镇痉。彝医用于胆囊炎、胆绞痛有确切疗效，为独特方剂。

扁竹根治急性胆囊炎

原料：扁竹根、淫羊藿各 40 克。

制用法：水煎服，每日 2 次服完。

功效：用于治疗急性胆囊炎。

嫩柳枝治急性胆囊炎

原料：嫩柳枝 20 克，猪苦胆 1 只。

制用法：将嫩柳枝煎成约 50 毫升液，然后趁热将猪苦胆汁混入，用白糖水送服，每次 25 毫升，每日 2 次。

功效：用于治疗急性胆囊炎。

蒲公英汤治急性胆囊炎

原料：蒲公英 90 克。

制用法：加水煎，去渣。顿服，每日 1～2 剂。

功效：用于治疗急性胆囊炎。

黄白汤治急性胆囊炎

原料：大黄 45 克，白芍药 60 克。

制用法：加水煎，去渣。频服，以缓泻为度。每日 2 次。

功效：用于治疗急性胆囊炎。

慢性胆囊炎

慢性胆囊炎是胆囊疾病中最常见的疾病。本病有时为急性胆囊炎的后遗症，但多数病例以往并无急性发作史。大多数的慢性胆囊炎都有胆道梗阻或胆汁流通不畅等因素存在。慢性胆囊炎的临床表现，随病理变化的程度及有无并发症而表现有所不同，轻者可无症状，一般患者有轻重不同的腹胀、上腹部或右上腹不适感、持续性疼痛或右肩胛区放射性疼痛、胃中有灼热感、嗳气、泛酸，特别是在饱餐后或食油煎及高脂肪食物后加剧。

中医学认为，本病是由于饮食不节、进食油腻食品、寒温不调、情志不畅及虫积等因素，导致肝胆气滞、湿热壅阻、通降失常而成。

方 一 柴胡香附治慢性胆囊炎

原料：柴胡、川楝子、香附各15克。

制用法：水煎服。

功效：用于治疗慢性胆囊炎。

方 二 白芍柴胡汤治慢性胆囊炎

原料：白芍药20克，柴胡、黄芩、丹参、玄胡、连翘各15克，甘草5克。

制用法：水煎服，每日1剂。

功效：用于治疗慢性胆囊炎。

方 三 柴胡郁金治慢性胆囊炎

原料：柴胡10克，白芍药、郁金各15克，绵茵陈30克，香附12克，青皮5克，延胡索、木香各10克，甘草5克。

制用法：水煎服，每日1剂，分2次服。

功效：疏肝利胆，适用于慢性胆囊炎。

方 四 大黄冰片治慢性胆囊炎

原料：大黄 30 克，冰片 5 分。

制用法：研成细末，用适量醋调成糊状，敷于胆囊区（右乳直下肋缘边左右），每日数次。

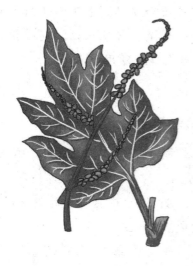

大 黄

功效：用于治疗慢性胆囊炎。

方 五 柴胡青蒿治慢性胆囊炎

原料：柴胡、青蒿、枳实、茯苓、郁金、陈皮、法半夏各10 克，白芍药 6～10 克，威灵仙 15～30 克，生甘草 3 克。制用法：水煎服，每日 1 剂，分 2 次服。

功效：疏肝利胆和胃，主治慢性胆囊炎。

方 六 黑豆散治慢性胆囊炎

原料：鲜牛胆 2 枚，黑豆 100 克，郁金、半夏、枳壳、木香、白术各 30 克。

制用法：将药物装入牛胆，待胆汁渗完，焙干，为末。每次冲服 5 克，日3～4次。

功效：用于治疗慢性胆囊炎。

方 七 柴胡白芍治慢性胆囊炎

原料：柴胡 12 克，白芍药 15 克，党参 10 克，白术 12 克，黄芪 19 克，黄连 6 克，半夏 10 克，陈皮、茯苓、泽泻各 12 克，防风 10 克，羌活、独活各 8 克，炙甘草、生姜、大枣各 10 克。

制用法：水煎服，每日 1 剂，分 2 次服。

功效：利胆和胃，适用于慢性胆囊炎。

胆石症

胆石症是指胆囊或肝内外胆管任何部位发生结石的一种疾病。胆石形成与代谢紊乱、胆汁淤滞引致胆汁成分异常和胆管系统感染有关。胆石按成分可分为纯胆固醇、胆色素钙盐及混合性三类，我国以胆色素结石最多见。可呈单个、多个或泥沙样。常伴有胆囊炎及胆管炎。两者互为因果。平时无症状。病发时突然发生剧烈难忍的右上腹阵发性绞痛，称为胆绞痛。有时可伴有黄疸和发热。中医学认为本病由肝胆气滞、湿热淤积所致。采用以清热利湿、行气止痛、利胆排石的中草药为主的中西医结合治疗，如屡有发作，须用手术治疗。

 方一 如神消石汤

原料：海金沙（包煎）63克，过路黄、绵茵陈、连钱草各31克，大枣7枚。

制用法：水煎服，每日1剂。

功效：对胆石症与胆囊炎有显著疗效。

备注：本方是江西省南昌铁路局萍乡医院中医科收集秘方。

 方二 消炎排石汤

原料：连钱草、马蹄金、匍伏堇各31克。

制用法：水煎服，每日1剂。

功效：对胆石症有神奇效果。

备注：本方是江西省井冈山人民医院原老中医张博儒老先生经验良方。

 方三 三金汤治胆石症

原料：金钱草、海金沙（包煎）、鸡内金各15克，柴胡、枳实、半夏、大黄、白芍药各

10 克，甘草 5 克。

制用法：加水煎沸 15 分钟，滤出药液，再加水煎 20 分钟，去渣，两煎所得药液兑匀。分服。每日 1～2 剂。

功效：治胆石症，肝胆湿热，往来寒热，胸胁苦满，胁痛掣背，厌食油腻，尿黄。

金钱草柴胡治胆石病

原料：金钱草 30 克，柴胡、枳实、白芍药各 9 克，炙甘草 3 克，郁金、乌贼骨、浙贝母各 9 克。

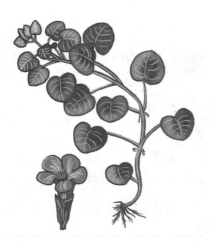

金钱草

制用法：水煎服。

功效：疏肝利胆，解郁止痛，清热化石。治胆石病，见上腹部间歇作痛，右胁尤剧，或呕吐苦水，或嗳气泛酸、恶心。

虎杖金钱草治胆石症

原料：虎杖、金钱草、海金沙、广郁金、鸡内金各 15 克。

制用法：水煎服，每日 1 剂。疼痛加白芍、川楝子、延胡索，湿热重加茵陈、黄芩；大便干加生大黄。

功效：用于治疗胆管结石症。

方六 金钱草威灵仙治胆石病

原料：金钱草 30 克，威灵仙 15 克，白术炒 12 克，茯苓 15 克，厚朴 12 克，青陈皮各 10 克，鸡内金、生山楂、丝瓜络各 15 克，片姜黄 10 克。

制用法：水煎服。

功效：健脾祛湿，宣窍通络，治胆石病，症见形体肥胖，肩背酸困，右上腹闷胀疼痛，恶心纳呆，舌苔白腻，脉弦而滑者。

胸膜炎

胸膜炎亦称肋膜炎，是由于感染、变态反应、化学、物理等多种病因引起的，常继发于肺部的胸膜炎症性疾病，如肺结核、肺炎、肺脓肿、支气管扩张症等，以肺结核为多见。该病较常见的有结核性胸膜炎。根据胸腔有无积液，一般又分为干性胸膜炎，渗出性胸膜炎和化脓性胸膜炎。临床表现为胸痛、气急、发热、咳嗽、胸膜摩擦音和胸腔积液。干性患者胸膜表面有少量纤维素渗出，伴有发热胸痛和胸膜摩擦音；渗出性患者为炎症的进一步的发展，有不等量的浆液纤维素渗出积液，大量时可压迫肺脏，引起呼吸困难。若积液化脓即成脓胸。炎症消失后，可产生胸膜粘连和增厚。

方一 甜瓜子西瓜子治胸膜炎

原料：甜瓜子、西瓜子各适量。

制用法：将瓜子捣碎煎汤，渴了就喝汤，并用该汤做药引子煎药。

功效：主治胸膜炎。

备注：一代名医施今墨先生64岁患胸膜炎，每天抽去胸腔积液几百毫升后用本方治愈并再也没有复发。

方二 橘络白芍药汤治胸胁痛

原料：橘络、白芍药各适量。

制用法：先用橘络6～9克泡开水当茶饮1日，再用橘络9克，白芍药6克，泡开水当茶饮。

功效：用于治疗胸胁痛。

方三 甘草治结核性胸膜炎

原料：甘草30克。

制用法：水煎，分 3 次饭后服。

功效：治结核性胸膜炎。

备注：①渗出性吸收慢的病人，甘草可加至 45 克。②服用此方应同时抽水，使病人呼吸畅快。

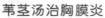 **方 四 天南星治渗出性胸膜炎**

原料：天南星 400 克，白矾 100 克。

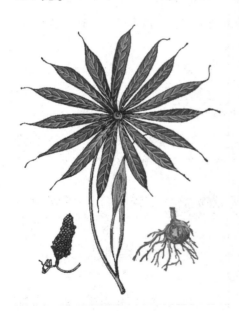

天南星

制用法：共为细末，炼蜜为丸，日 3 次，每次 10 克。

功效：治渗出性胸膜炎。

方 五 苇茎汤治胸膜炎

原料：苇茎、薏苡仁、鱼腥草各 15 克，冬瓜仁 10 克，桃仁、黄芩各 6 克。

制用法：水煎，每日 1 剂，分 2 次服。

功效：清热利湿，活血解毒，用于治疗胸膜炎。

方 六 大枣丸治渗出性胸膜炎

原料：芫花醋炒、甘遂、大戟各等份，大枣煮熟，去核。

制用法：前 3 味药共研为末，加入枣泥中和制成丸，如黄豆大，每次服 4～6 丸。

功效：用于治疗渗出性胸膜炎。

方 七 浙贝母治渗出性胸膜炎

原料：浙贝母、三七参各 15 克，丹参 30 克，白芥子 15 克，桔梗 6 克。

制用法：除清杂质，碾细过箩，水泛如梧桐子大的丸，晒干。每日服 2 次，每次 3 克，1 周为 1 个疗程。

功效：用于治疗渗出性胸膜炎。

急性肾炎

急性肾炎是急性肾小球肾炎的简称，多见于儿童及青少年，一般认为与甲族B组溶血性链球菌感染有关，是机体对链球菌感染后的变态反应性疾病。起病常在多次反复链球菌感染（咽炎、扁桃体炎、中耳炎等）或皮肤化脓感染（丹毒、脓疱疮等）之后1～4周，症状轻重不一，轻者可稍有水肿，尿有轻度改变；重者短期内可有心力衰竭或高血压脑病而危及生命。一般典型症状先有眼睑水肿，逐渐下行性发展至全身，有少尿和血尿，持续性低热，血压程度不等地升高。

 甘草梢治疗急性肾炎

原料：甘草梢30克（甘草梢即甘草最细者，非生于地面上之茎）。

制用法：水煎服，每日1剂。

功效：清热解毒，凉血。适用于急性肾炎血尿。

 玉米须治疗急性肾炎

原料：玉米须30克，荠菜花15克，白茅根18克。

制用法：水煎去渣，每日分2次服。

功效：清热利尿。用于治疗急性肾炎水肿、血尿。

方三 山猴毛治小儿急性肾炎

原料：山猴毛10克，山薄荷5克。

制用法：均为鲜品，洗净切碎，水煎内服，每日1剂。

功效：补肝肾，强筋骨，通血脉，利关节，清热解毒，消肿止痛，治小儿急性肾炎有效。

方四 金银花治急性肾炎

原料：金银花 30 克，连翘 24 克，滑石（包煎）18 克，白茅根 30 克，车前子、赤小豆各 18 克，菊花、钩藤各 10 克，防风 5 克，苏叶 3 克。

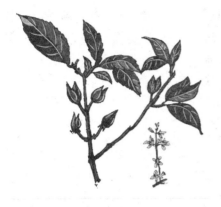

连　翘

制用法：水煎服。

功效：清热解毒，祛风解表，清肝利水。用于治疗急性肾炎。

方五 白茅根治疗急性肾炎

原料：白茅花 30 克，白茅根 90 克。

制用法：水煎，代茶饮。

功效：凉血止血，清热利尿。治疗急性肾炎血尿。

方六 鸡血藤根治急性肾炎

原料：鸡血藤根 50 克，红糖 100 克。

制用法：煎服，连服 3～4 日。

功效：用于治疗全身水肿、尿少的急性肾炎。

方七 白茅根石苇治急性肾炎

原料：白茅根、石苇各 100 克。

制用法：女性加坤草 50 克，水煎，每日服 1 剂，分早、晚 2 次服。

功效：用于治疗急性肾炎。

方八 鲜大蓟治急性肾炎

原料：鲜大蓟 250 克。

制用法：水煎服，代茶饮。

功效：用于治疗急性肾炎及血尿。

方九 灯心草治亚急性肾炎

原料：灯心草 25 克。

制用法：水煎，每日服 1 剂，分 2 次服。

功效：用于治疗亚急性肾炎。

慢性肾炎

慢性肾炎也称慢性肾小球肾炎。本病多发生于青壮年，是机体对溶血性链球菌感染后发生的变态反应性疾病，病变常常是双侧肾脏弥漫性病变。病情发展较慢，病程在 1 年以上，初起患者可毫无症状，但随病情的发展逐渐出现蛋白尿及血尿，患者疲乏无力、水肿、贫血、抵抗力降低以及高血压等症。晚期患者可出现肾功能衰竭而致死亡。中医学认为本病属水肿病范畴，应以健脾助阳为治疗原则。

方一　赤豆花生汤治疗肾炎

原料：赤小豆、带红皮花生仁各 150 克，大枣 20 枚（去核）。

制用法：加水 500 毫升，武火烧开，文火炖至酥烂时，加入红糖，炖至糖溶。分 2～3 次服，连服 2～3 个月。

功效：适用于慢性肾炎，尿经常有红细胞及管型。对尿蛋白多亦有效。

方二　蚕豆花生汤治疗肾炎

原料：生蚕豆 400 克，花生仁 150 克。

制用法：加水 600 毫升，煮至蚕豆皮破裂，水呈棕色混浊时，加入红糖，至溶化。分 2～3 次趁热食豆喝汤。

功效：适用于慢性肾炎。

方三　鲫鱼灯心粥治慢性肾炎

原料：鲫鱼 1～2 条，灯心草 7～8 根，大米 50 克。

制用法：鲫鱼去鳞及内脏，与灯心草加水煮，过滤去渣，下米煮作粥。服食。

功效：调胃，实肠，下气。用于治疗慢性肾炎、儿童营养不良性水肿、肠风。

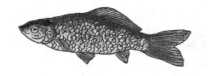 方 四 煨鲫鱼蒜温治慢性肾炎

原料：鲫鱼 1 条，大蒜适量。

鲫 鱼

制用法：鲫鱼去鳞及内脏，洗净，大蒜切碎纳入鱼肚内，用荷叶包裹，放在燃烧的谷糠中煨熟。食用。

功效：治疗慢性肾炎及恶心呕吐。

方 五 益母草治疗慢性肾炎

原料：益母草 120 克。

制用法：水煎成 2 大碗，分 4 次服，隔 3 小时服 1 次，1 日服完，连服 10 日。

功效：活血化瘀，改善血液循环。用于治疗慢性肾炎。

方 六 冬瓜皮治慢性肾炎

原料：冬瓜皮 20 克，白茅根 20 克，玉米须、黑豆各 10 克。

制用法：水煎服，每日 1 剂，分 2 次服完。

功效：用于治疗慢性肾炎。

方 七 白胡椒鸡蛋治慢性肾炎

原料：白胡椒 7 粒，鸡蛋（新鲜者） 1 个。

制用法：先将鸡蛋钻一小孔，再将白胡椒填入蛋内，用面粉封孔，外以湿纸粘固，放蒸笼内蒸熟。服时剥去蛋壳，将鸡蛋和胡椒一同吃下。成人每日 2 个，小儿减半。10 日为 1 个疗程，休息 3 日后再服第二个疗程。

功效：用于治疗慢性肾炎。

方 八 鳖肉治疗慢性肾炎

原料：鳖肉 500 克，大蒜 100 克，白糖和白酒各适量。

制用法：放入锅中共炖熟，食肉饮汤。

功效：养阴补血。用于治疗慢性肾炎水肿。

肾结石

肾结石是指某些无机盐物质在肾脏内形成的结晶。多发生于20~40岁的中青年人，结石常是由于机体内胶体和晶体代谢平衡失调所致，与营养代谢紊乱、感染、尿淤积、泌尿系异物以及地理气候等因素有关。结石较少时常无明显的症状表现，只是在X线检查时才可发现。结石较大时可出现疼痛，为同侧腰痛、肾绞痛、尿内带血等。中医属淋证范畴。

 方一 酸梅醋治肾结石、痛风

原料：青酸梅 2500～5000 克，麦芽糖、食用白醋各适量。

制用法：将青酸梅洗净晾干，放在洗净的宽口瓶中，倒入白醋，将梅子全部淹没，再放入麦芽糖（500 克青酸梅用 50 克麦芽糖），封口后放在阴凉处，2～3 个月后即可饮用。饮用时应对上 3～5 倍的凉开水。

功效：能有效治疗肾结石与痛风。

备注：如果是糖尿病病人则不必加麦芽糖。

 方二 金血汤治肾结石

原料：金钱草 18 克，血琥珀、沉香各 3 克，锦大黄 6 克，木通、冬葵子、生地黄各 12 克，当归尾 9 克，大枣 18 克。

制用法：净水 1000 毫升，煎至 300 毫升，每日 1 剂，渣复煎 1 次，分 2 次服。

功效：用于治疗肾结石效果显著。

备注：药后自然排出；若有血尿加蒲黄、怀牛膝各 9 克。

肾茶汤治肾结石

原料：肾茶 20 克。

制用法：鲜品洗净切片，水煎内服，每日 3 次。

功效：用于治疗肾结石、膀胱结石效果好，泡茶饮有预防作用。

 玉米心治肾结石

原料：玉米心 10 个。

制用法：加水适量煎 20 分钟，取汁当茶饮。

功效：用于治疗肾结石。

 薏苡仁治肾结石

原料：薏苡仁 120 克，猫须草 60 克。

制用法：共煎，每日 1 剂，分 2 次服完。

功效：用于治疗肾结石。

方六 威灵草治肾结石

原料：威灵仙、金钱草各 60 克。

制用法：水煎服，每日 1 剂，日服 2 次，连服 5 日。

功效：用于治疗肾结石。

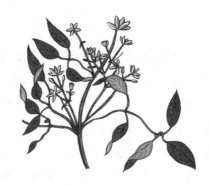

威灵仙

方七 草珊瑚汤治肾结石

原料：草珊瑚 30 克。

制用法：水煎服，每日 1 剂，分 2 次服，亦可用酒泡服。

功效：用于治疗肾结石。

方八 野荸荠治肾结石

原料：野荸荠 90 克，金钱草、生大黄各 30 克。

制用法：水煎服，日服 3 次。

功效：用于治疗肾结石。

肾病综合征

此病是以全身水肿，蛋白质、血浆蛋白降低，胆固醇等脂类血浓度增高为特征的症候群。病因多种，包括慢性肾小球肾炎、肾变性型肾病、类脂质肾病、系统性红斑狼疮中肾病、淀粉样变、多发性骨髓瘤、糖尿病中肾小球硬化症、过敏性紫癜、肾静脉血栓形成等。小儿以类脂质肾病为主，成人以肾病型慢性肾炎为最常见原因，其共同病理基础为肾小球基膜滤孔增大，血浆中小分子蛋白质大量滤过后随尿排出，以致引起血浆蛋白降低和蛋白质等代谢紊乱。肾功能良好者应给高蛋白饮食，适当限制纳盐，给利尿剂。对于类脂质肾病、肾病型慢性肾炎、过敏性紫癜等还可采用肾上腺皮质激素、免疫抑制药、中草药等治疗，并辅以促进蛋白质合成的雄性激素。

 治肾病综合征民间秘方

原料：新鲜鲤鱼或鲫鱼1条（1斤），大蒜瓣31克，赤小豆适量。

制用法：将鱼除内脏洗净，将大蒜塞入鱼腹，然后再将洗净浸透好的赤小豆填满鱼腹的空隙处，放入锅中并隔水蒸熟，趁热温食或蘸糖醋当天吃完，连吃5～7条鱼。

功效：对肾病综合征有神奇的治疗效果。

备注：本方是民间秘方，有很广泛的群众基础。

 知母治肾病综合征

原料：知母、黄柏、玄参各12克，生地黄15克，紫花地丁、鱼腥草各20克，金银花15克，连翘10克，板蓝根、黄芩各15克。

制用法：水煎内服，每日1

剂，分 3 次服。

功效：本方主要用于肾病综合征无水肿期大剂量运用激素阶段，患者表现为咽干口燥、虚热烦躁、心烦失眠、舌质红苔黄等阴虚湿热为主的特征。

方三 附子茯苓治肾病综合征

原料：附子 30 克，淫羊藿 15 克，茯苓、薏苡仁各 30 克，干姜 10 克。

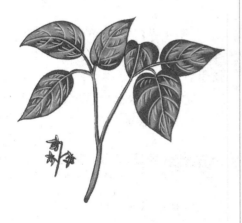

淫羊藿

制用法：先将附子水煎 3 小时，再入其他中药煎 30 分钟后服用，本方每日 1 剂，分 3 次煎

服，水肿消退后即可停用。功效：温肾健脾利水，主治肾病综合征脾肾阳虚所致水肿。

方四 首乌胎盘治肾病综合征

原料：首乌、山药、黄芪、太子参、甘草、胎盘各等份。

制用法：净选后共研细末。每服 3 克，每日 2～3 次，温水送服。

功效：用于治疗肾病综合征、慢性肾炎。

方五 金钱草治肾病综合征

原料：金钱草、鱼腥草、白花蛇舌草、黄芪、赤小豆、玉米须、薏苡仁各 30 克，鹿衔草、金樱子、白术、猪苓、茯苓、泽泻、生地黄、石苇、连翘、党参各 15 克，车前子（包煎）、山茱萸肉、芡实、苍术各 10 克。

制用法：水煎服，每日 1 剂。

功效：用于治疗肾病综合征。

膀胱炎

膀胱炎常见于女性，因为女性的尿道比男性短，又接近肛门，大肠埃烯菌较易侵入，在一旦感冒或感觉到疲劳，或在小便后，总有一种涩涩的感觉，且有残尿感，虽然没有发热，但排尿时，尿道有一种烧灼似的疼痛，由于急性膀胱炎治疗不当，往往会转变为慢性膀胱炎，所以在日常生活中会有很大的不便。

 咸丰草治膀胱炎

原料：咸丰草、笔仔草、黄花蜜菜、蕺菜干品各为 25 克（如果是鲜品则各为 100 克）。

制用法：每次用 6 碗水煎成 3 碗当茶饮，如冰凉后加点蜂蜜或冰糖则更好。

功效：治膀胱炎。

备注：一膀胱炎患者服用药物无数，效果都不理想，服用本方后效果甚是理想，日后只要感觉膀胱有异样，立即熬煮一帖服用，都能小事化无。

方二 车前子治膀胱炎

原料：车前子（包煎）9 克。

制用法：以 5 碗水煎成 3 碗，分成 3 份，每餐饭前半小时服用。

功效：有效治膀胱炎。

备注：本方是民间秘方。

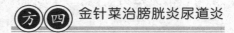 **方三 鸭跖草治膀胱炎**

原料：鸭跖草 60 克，车前草 50 克，天胡荽 15 克。

制用法：水煎 2 次，去渣，分 2 次服，服时加少量白糖。

功效：治疗膀胱炎、水肿。

方四 金针菜治膀胱炎尿道炎

原料：金针菜、砂糖各 60 克。

制用法：加 3 杯水煮，熬至剩 2 杯的量时，喝其汁液。

功效：金针菜有利尿抗炎的功效，即所谓利湿热的作用，而且它还有镇定精神的好处，能治好因尿道炎、膀胱炎引起的失眠。

方五 鲜地肤治膀胱炎

原料：以鲜地肤全草 1 握，捣烂绞汁，约 1 杯，分 2 次服。也可以用地肤子 50 克，海金沙（包煎）15 克，甘草 10 克。

制用法：用水煎服，每日 2 次，至好为止。

功效：用于治疗膀胱炎。

方六 马木汤治急性膀胱炎

原料：马鞭草 20 克，木贼 10 克。

制用法：水煎服，每日 1 剂，分 2 次服。

功效：具有清热解毒、利湿通淋的功能。治急性膀胱炎。

方七 旋车汤治膀胱炎

原料：旋花茄、车前草各 15 克。

制用法：以上 2 味药切碎水煎服，每日 1 剂，分 3 次温服。

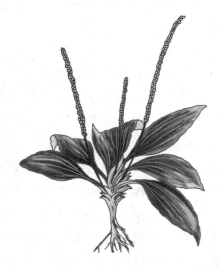

车前草

功效：清热利湿，解毒消炎。治膀胱炎、尿道炎引起的尿急、尿频、尿痛，以及体内热盛引起的小便热痛、小便出血等症。

方八 茴铃汤治膀胱胀痛

原料：小茴香、金铃子、泽泻、猪苓、木通、云茯苓各 6 克，牛膝 9 克，桂枝、白术各 3 克。

制用法：水煎服，1 次服下。

功效：用于治疗膀胱胀痛。

动脉硬化

该病最常见的是动脉粥样硬化，即动脉血管壁增厚，失去弹性而变僵硬，胆固醇与其他脂肪类物质沉积在动脉管壁上，使动脉腔变得狭小，组织器官缺血，血管壁变硬，发脆易破裂出血。较易发生的部位是主动脉、脑动脉和心脏的冠状动脉。中年以后最易发生动脉粥样硬化，早期病理变化是胆固醇和脂质沉积于动脉内膜中层，并可由主动脉累及心脏的冠状动脉及脑动脉、肾动脉，从而引起管腔狭窄、血栓形成甚至闭塞，导致有关器官的血液供应发生障碍。其主要致病因素是脂肪代谢紊乱和神经血管功能失调。治疗方法主要在于调整脂肪代谢和神经血管功能。

方一　四仁一蜜治动脉硬化

原料：蜂蜜 2100 克，核桃仁 1000 克，桃仁（去皮）500 克，柏子仁 300 克。

制用法：将后 4 味药捣烂如泥，混合一起，用蜂蜜调匀即成。每次服 10 克，日服 2～3 次。开水送服。

功效：本方有益智安神、养血润肤作用，长期服用不仅可以预防和治疗动脉硬化，而且具有通调血脉、延年益寿的作用。

备注：本方是民间秘方。

方二　葱白防治动脉硬化

原料：葱白 60 克，热熟蜂蜜 60 毫升。

制用法：将葱白捣碎与热熟蜂蜜拌匀，放入开水煮过的瓶内备用。每日服 2 次，每次半汤匙，只服蜜汁不吃葱，连服 30 日。

功效：主治动脉硬化。

备注：本方是民间秘方。

方三 人参汤治脑动脉硬化

原料：人参 5 克。

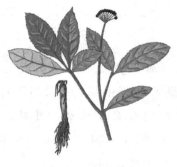

人　参

制用法：将人参切成薄片，泡水代茶饮，日 1 剂。

功效：用于治疗动脉硬化，心悸，健忘，多梦。

方四 海带治脑动脉硬化

原料：海带 36 厘米。

制用法：将海带冲水当茶，频饮，每周饮 3 日。

功效：预防脑动脉硬化，常吃可软化脑血管。

方五 瓜苓汤治脑动脉硬化

原料：冬瓜皮 500 克，茯苓 300 克，木瓜 100 克。

制用法：水煎，去渣后沐浴，每日 1 次，20～30 日为 1 个疗程。

功效：用于治疗动脉硬化引起的肥胖病。

 方六 山楂汤治脑动脉硬化

原料：山楂肉 30 克。

制用法：泡水代茶饮或服食。每日 1 剂。

功效：用于治疗动脉硬化。

方七 玉竹汤治脑动脉硬化

原料：玉竹 12 克，白糖 20 克。

制用法：加水煮熟，饮其汤，食其药，每日 1 剂。

功效：用于治疗动脉硬化。

 方八 桃仁汤治脑动脉硬化

原料：桃仁 20 克。

制用法：加水煮熟，饮其汤，食其仁，每日 1 剂。

功效：用于治疗动脉硬化。

高血压

　　高血压主要是由于高级神经中枢调节血压功能紊乱所引起，以动脉血压升高为主要表现的一种疾病。成人如舒张压持续在 12 千帕以上，一般即认为是高血压。患者通常感到头痛、头晕、失眠、心悸、胸闷、烦躁和容易疲乏，严重时可发生心、脑、肾功能障碍。中医学认为，引起血压升高的原因是情志抑郁，愤怒忧思，以致肝气郁结，化火伤阴；或饮食失节，饥饱失宜，脾胃受伤，痰浊内生；或年迈体衰，肝肾阴阳失调等。高血压分为原发性高血压及继发性高血压两类。原发性高血压是以血压升高为主要临床表现的一种疾病，占高血压患者的80％～90％。

 方一　治高血压经秘方

原料：筋骨草（全草）、鸡血藤、桑白皮各 31 克。

制用法：水煎服，每日 1 剂。

功效：主治高血压。

备注：本方是"1960 年浙江中草药经验交流会"交流方。

方二　降压汤

原料：海藻、芜蔚子各 9

克，大青叶、炒栀子各 5 克。

制用法：水煎服，每日 1 剂。

功效：主治高血压。

备注：本方是聊城专医临清中心医院内科收集的民间秘方。

方三　治高血压药方

原料：刺苍耳子 120 克。

制用法：将药研末，每日服 6 克，服 7 日，停 14 日，再服 7 日。

功效：主治高血压。

备注：本方是延边地区民间秘方。

方四　槐米菊花水治高血压

原料：槐米 100 克，野菊花 80 克，苦丁茶 5 克。

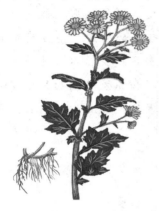

野菊花

制用法：将上药加水适量，煎煮 30 分钟，去渣取汁，与 1 500 毫升开水同入脚盆中，先熏蒸，待药温适宜时浸泡双脚，每日 1 次，每次30～40分钟。20 日为 1 个疗程。

功效：滋补肝肾，软化血管，清热降压。主治肝肾不足型高血压。

方五　山楂荷叶茶治高血压病

原料：山楂 25 克，荷叶 10 克。

制用法：水煎。代茶饮。

功效：降压降脂。用于治疗高血压病。

方六　荞麦藕节汤治高血压病

原料：荞麦茎叶 60 克，藕节 30 克。

制用法：水煎服。

功效：用于治疗高血压病。

方七　西瓜翠衣茶治高血压病

原料：西瓜翠衣 12 克，草决明 9 克。

制用法：煎汤代茶饮。

功效：用于治疗高血压病。

方八　花生叶汤治高血压病

原料：干花生叶 40 克。

制用法：水煎服。早、晚各服 1 次。

功效：用于治疗高血压病。

低血压

低血压主要是由于高级神经中枢调节血压功能紊乱所引起，以体循环动脉血压偏低为主要症状的一种疾病。通常表现为头晕、气短、心慌、乏力、健忘、失眠、神疲易倦、注意力不集中等。女性可有月经量少，持续时间短的表现。原发性低血压，又称体质性低血压，女多于男，有家族倾向，多见于体弱与长期卧床的老人。继发性低血压的原因很多，如凡可导致心输出量或循环血量减少的心血管病、甲状腺或肾上腺及垂体前叶功能减退等内分泌病和恶性肿瘤后期、重症糖尿病等慢性消耗性疾病等，均可继发；而体位性低血压可因自主神经功能失调，或压力感受器功能失调引起。

 方 一 开水焐鸡蛋

原料：鸡蛋1个，沸水、茶叶各适量。

制用法：每天早晨将鸡蛋磕入茶杯内，用沸水避开蛋黄缓缓倒入，盖上杯盖焖15分钟。待蛋黄外硬内软时取出，用淡茶水冲服，每日1个。

功效：主治低血压。

备注：有人长期患低血压症，常常服药症状减轻，停药又反弹，后服用本方后，恢复正常没有反复。

 方 二 芪麻鸡治低血压

原料：嫩母鸡1只，黄芪30克，天麻15克，葱、姜各10克，食盐1.5克，黄酒10毫升，陈皮15克。

制用法：母鸡去毛、爪及内脏，入沸水中焯至皮伸，再用凉水冲洗。将黄芪、天麻装入鸡腔内。将鸡放于沙锅中，加入葱、姜、盐、酒及陈皮，加水适量，文火炖至鸡烂熟，加胡椒粉少许即可食用。

功效：补益肺脾，益气补虚。用治低血压引起的食欲不振，腹胀腰酸，头昏乏力，头晕目眩，眼冒金花，久立久卧突然起身时出现眼前发黑并伴有心悸、胸闷、面色苍白、出冷汗、失眠等。

备注：低血压，是指血压经常在 12/8 千帕（90/60 毫米汞柱）以下，其症状如上所述。血压偏低的老年人血流缓慢，血液稠度高，凝固性高，使脑部供血不足。引起缺血、缺氧，加之动脉硬化使血管腔变窄，血管壁弹性减弱，容易形成血栓，发生中风。因此，老年人血压低，不能高枕无忧，更应引起重视。

鹿茸粉治低血压病

原料：鹿茸粉 0.3 克。

制用法：灌入胶囊，每服 1 丸，或纳入鸡蛋内蒸熟吃。每日空腹服，连服 10～20 日，血压正常即停。

功效：用于治疗低血压病。

人参糯米治低血压病

原料：人参、麦门冬、五味子各 5 克，糯米 10 克。

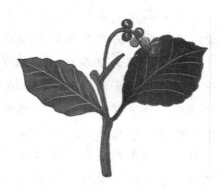

五味子

制用法：先将上述 3 药水煎服，取煎液；再把鱼刮鳞去肚杂，与糯米用上述煎液煮粥。食粥，每周 2 次，连服 9 周。

功效：本方对于低血压症属气阴两虚者效果较好。

独参汤治低血压病

原料：人参 9 克。

制用法：煎汤服。

功效：用于治疗低血压病。

糖尿病

糖尿病又称消渴症，是一种由胰岛素相对分泌不足或胰高血糖素不适当地分泌过多而引起的以糖代谢紊乱、血糖增高为主要特征的全身慢性代谢性疾病。此病早期无症状，随其发展可出现多尿、多饮、多食、疲乏、消瘦、尿液中血糖含量增高，或并发急性感染、肺结核、动脉粥样硬化、末梢神经炎、趾端坏死等。早期诊断依靠化验尿糖和空腹血糖及葡萄糖耐量试验。此病重者可发生动脉硬化、白内障、酮中毒症等。按病情可采用饮食控制、胰岛素等降血糖药治疗，避免精神紧张，加强体育锻炼等也有利于预防本病的发生、发展。中医学认为本病是由于饮食不节、情志不调、恣性纵欲、热病火燥等原因造成。本病多见于 40 岁以上喜欢吃甜食而肥胖的病人，脑力劳动者居多。创伤、精神刺激、多次妊娠以及某些药物是诱发或加重此病的因素。

 糖尿病效方

原料：猪胰 1 个，黄芪 31 克。

制用法：水煎温服，每日 1 剂。

功效：对初患糖尿病的病人有特效。

备注：本方是甘肃宝鸡中医王明辕经秘方。

方二 治糖尿病秘方

原料：鲍鱼 19 克，鲜萝卜 1 个。

制用法：用 8 碗水煎至 1 碗 1 次服，2 天服 1 次，轻者 6～7 次痊愈，重症 15～20 次痊愈。

功效：对糖尿病有神奇效果。

备注：佛山市中医陈知谋

家传秘方。

 皂刺伸筋草水治糖尿病

原料：皂角刺 30 克，伸筋草、苏木、川乌、草乌、穿山甲各 10 克。

制用法：将上药加清水适量，煎煮 30 分钟，去渣取汁，与 2000 毫升开水一起倒入盆中，先熏蒸，待温度适宜时泡洗双脚，每日 2 次，每次熏泡 40 分钟，14 日为 1 个疗程。

功效：清热解毒，燥湿止痛。适用于糖尿病足部溃疡、疼痛。

 黄芪党参水治糖尿病

原料：黄芪 45 克，党参、苍术、山药、玄参、麦门冬、五味子、生地、熟地黄、牡蛎各 15 克。

制用法：将上药加清水 2000 毫升，煎至水剩 1500 毫升时，澄出药液，倒入脚盆中，先熏蒸，待温度适宜时泡洗双脚，每晚临睡前泡洗 1 次，每次 40 分钟，20 日为 1 个疗程。

功效：适用于气阴两虚型糖尿病。症见多饮、多尿、乏力、消瘦、抵抗力弱、易患外感、舌质暗淡、脉细弱。

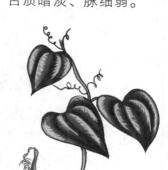

山 药

 猪脊汤治糖尿病

原料：猪脊骨 1 具，大枣 150 克，莲子 100 克，木香 3 克，甘草 10 克。

制用法：猪脊骨洗净、剁碎，枣及莲子去核、心，木香、甘草用纱布包扎。同放锅内加水适量，文火炖煮 4～5 小时。分顿食用，以喝汤为主，亦可吃肉、枣和莲子。

功效：滋阴清热，健脾行气。用治糖尿病口渴、善饥、尿频等。

冠心病

冠心病是冠状动脉性心脏病的简称，常因冠状动脉血液供应不足或冠状动脉粥样硬化产生管腔狭窄或闭塞，导致心肌缺氧而引起，是临床上最为常见的一种心血管疾病，在我国发病率甚高。其形成原因多与体内脂质代谢调节紊乱和血管壁的正常功能结构被破坏有关。主要表现为心绞痛、心肌梗死、心律失常、心力衰竭或猝死等。发病以中老年人居多。中医学认为年老体衰、情志、饮食、劳逸等因素与本病的发生有关，属胸痹、真心痛、厥心痛范畴。

方一 海带松可治冠心病

原料：浸发海带200克，香油、绵白糖、精盐各少许。

制用法：先将浸软泡发洗净的海带放入锅内煮透捞出，再用清水洗去黏液，沥干水分后，即可把海带摆叠好切成细丝。然后在锅内放入香油，油七成热时，把海带丝稍加煸炒，盖上锅盖，略经油炸，揭开锅盖继续焙炸。当海带发硬、松脆时，便捞出沥去余油入盘，加入绵白糖、精盐拌匀即可食用。

功效：软坚化痰，利水泄热。对于预防高脂血症、高血压、冠心病、血管硬化等均有一定的作用。

备注：常食海带，对冠心病有辅助疗效。海带中含有大量的碘，有防止脂质在动脉壁沉着的作用，能使人体血管内胆固醇含量显著下降。

方二 白果叶汤治心绞痛

原料：白果叶、栝楼、丹参各15克，薤白12克，郁金10克，甘草4.5克。

制用法：共煎汤。每日早、

晚各服 1 次。

功效：宽胸，解郁。用于治疗冠心病心绞痛。

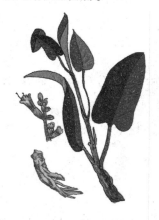

丹　参

方二 墨囊治冠心病

原料：乌贼鱼腹中墨囊适量。

制用法：将乌贼鱼腹中墨囊取出烘干研粉。每次 1～1.5 克，每日 2 次，用食醋冲服。

功效：活血通络止痛。用于治疗冠心病。

方四 鳜鱼治冠心病

原料：鳜鱼适量，灵芝 30 克。

制用法：将鳜鱼晒干，煅烧研末。灵芝煮水。每次 3～6 克，每日 2 次，用灵芝水冲服。

功效：滋补强身，益心复脉。用于治疗冠心病心律失常、充血性心力衰竭。

方五 适量饮酒可预防冠心病

原料：葡萄酒或白兰地（以低度酒为限）。

制用法：每天用餐时适量酌饮。

功效：用于预防冠心病。

方六 香蕉茶治疗冠心病

原料：香蕉 50 克，蜂蜜少许。

制用法：香蕉去皮研碎，加入等量的茶水中，加蜂蜜调匀当茶饮。

功效：降压，润燥，滑肠。用于治疗冠心病、高血压、动脉硬化及便秘等。

备注：每日服蜂蜜 2～3 次，每次 2～3 匙，有营养心肌、保护肝脏、降血压、防止血管硬化的效果。

心绞痛

本病是一种由冠状动脉供血不足，心肌急剧和暂时的缺血与缺氧而致阵发性前胸压榨感或疼痛为特点的临床症候。

本病的发作多在劳累、激动、受寒、饱食、吸烟时。发作时心电图有心肌缺血等表现，即可进行诊断。

方一 治九种心痛散

原料：五灵脂（炒）、延胡索（炒）、乳香、没药、高良姜各3克，木香1克。

制用法：共为细末，每服6克，空腹服下，每天2～3次。

功效：对心绞痛有特效。

备注：本方是贵州盘县中医门诊所杨国安家传秘方。

方二 营心汤

原料：全栝楼31克，清半夏、桂枝、陈皮各13克，韭白、枳实、郁金、五灵脂、蒲黄、桃仁各9克，甘草3克。

制用法：水煎服，1剂分3次服，1个月为1个疗程。

功效：对心绞痛有特效。

备注：①心慌、气短者去五灵脂，加党参9～16克，丹参16～31克。②本方是内蒙古人民医院中医科专方。

方三 鸡蛋治心绞痛

原料：鸡蛋25个，朱砂、珍珠粉各3克。

制用法：将鸡蛋煮熟，取出蛋黄，放锅内用文火炒，至出黑烟为度。然后放在双层纱布里榨取蛋黄油；榨后再炒，至第二次为止；再将朱砂、珍珠粉加入蛋黄内搅匀。每日服1剂，连服10剂。

功效：主治心绞痛。

 银杏叶治心绞痛

原料：银杏叶 5 克。

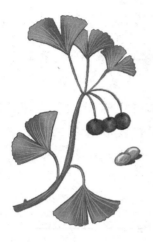

银 杏

制用法：将上药洗净，切碎，开水焖泡半小时。每日 1 次，代茶饮。

功效：主治心绞痛。

 黄芪治心绞痛

原料：黄芪 30 克，当归、白芍药各 12 克，川芎 9 克，生地黄 15 克，炙甘草 6 克。

制用法：水煎服。每日 1 剂，日服 2 次。

功效：主治心绞痛。

备注：本方为刘玉瑛老中医治心绞痛秘方。

 三七粉当归治心绞痛

原料：三七粉 3 克，肉桂粉 1.5 克，当归 30 克。

制用法：用当归煎汤冲服三七粉、肉桂粉。每日分 3 次服。

功效：主治心绞痛。

 核桃枣治心绞痛

原料：核桃 1 个，大枣 1 枚。

制用法：去核，纸包煨熟。以生姜汤下，细嚼。

功效：主治心绞痛。

 西洋参治心绞痛

原料：西洋参、川三七、鸡内金、琥珀、珍珠粉各 10 克，麝香 0.3 克。

制用法：上药共研细末，调匀。每次服 2 克，日服 2～3 次。

功效：主治心绞痛。

其他心血管疾病

 治心烦失眠、惊悸怔忡方

原料：鸡蛋 2 个，酸枣仁 13 克，芍药、阿胶（蒸对）各 9 克，黄连、黄芩各 6 克。

制用法：各药水煎，用鸡蛋黄冲服。

功效：主治心脏神经官能症。

备注：本方是湖南衡山一药农所献。

 养血安神汤

原料：生芹、白术、炒酸枣仁、茯神各 3 克，当归身、川芎、白芍、陈皮、柏子仁、黄连（酒炒）各 2 克，炙甘草 1 克。

制用法：水煎服，每日 1 剂。

功效：主治心悸气短、善惊易恐、少睡失眠。

备注：本方是江苏盐城市中医邓汉文家传良方。

 蟾酥治心力衰竭

原料：蟾酥（即癞蛤蟆的耳后腺及皮肤腺的白色分泌物，经加工而成，中药店有售）4～8 毫克。

制用法：饭后用冷开水送服，日服 2～3 次。

功效：强心。用于治疗心力衰竭。

备注：蟾酥性温，味甘辛，有毒，内服用极微量，不可多服，或遵医嘱。蟾酥含华蟾酥毒素、华蟾酥素等强心苷，对心血管系统有兴奋作用。

方四 双耳汤软血管降血脂

原料：白木耳、黑木耳各 10 克，冰糖 5 克。

制用法：黑、白木耳温水泡发，放入小碗，加水、冰糖适量，置蒸锅中蒸 1 小时。饮汤吃木耳。

功效：滋阴益气，凉血止血。适用于血管硬化、高血压、冠心病病人食用。

方五　炒枸杞肉丝长寿抗衰老

原料：猪里脊肉 500 克，枸杞嫩头 400 克，鸡蛋清 1 个，麻油 100 毫升，酒、糖、盐、味精、水淀粉各适量。

制用法：猪肉切丝放入碗中用酒、蛋清、盐、味精上浆。旺火锅热下麻油，到六成热时放入肉丝煸炒拨散，溜至半生后倒入漏勺。原锅留油少许，下枸杞炒，加盐、糖，酌加汤、味精，水淀粉着芡，倒入肉丝颠炒，淋上麻油即可。

功效：养血脉，润燥，益阴。预防和治疗高血压、心脏病、动脉硬化。

方六　常食猕猴桃防癌降血脂

原料：鲜猕猴桃。

制用法：可洗净吃，亦可榨汁饮用，常食有益。

功效：防止致癌物亚硝胺在人体内生成，有降低血胆固醇及三酰甘油的作用，对高血压等心血管疾病，肝、脾肿大均有疗效。

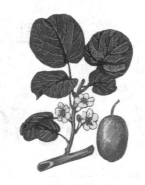

猕猴桃

方七　醋泡花生降血脂

原料：米醋、花生仁各适量。

制用法：以好醋浸泡优质花生仁，醋的用量以能浸透花生仁为度。浸泡 1 周后即可食用。每日早、晚各吃 1 次，每次 10～15 粒。

功效：通脉，降脂。治疗高脂血症、冠心病。

备注：花生含有丰富的维生素 E，它可以减少血小板在血管壁的沉积。花生又含有丰富的可溶性纤维，它能减少体内胆固醇的含量，对防治冠心病有一定的作用。

秘治外科病

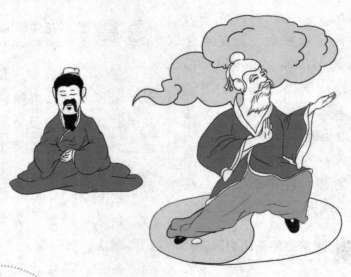

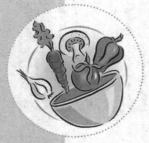

本章看点 ▼

烧烫伤

烧烫伤亦称灼伤，是指高温（包括火焰、蒸汽、热水等）、强酸、强碱、电流、某些毒剂、射线等作用于人体，导致皮肤损伤，可深在肌肉、骨骼，严重的合并休克、感染等全身变化。按损伤深浅分为三度。Ⅰ度烧伤主要表现为皮肤红肿、疼痛。Ⅱ、Ⅲ度烧伤主要表现为皮肤焦黑、干痂似皮革，无疼痛感和水泡。

方一 烫火伤奇方

原料：炉甘石、玄明粉各31克。

制用法：二味药共煅研为粉末，调麻油搽患处，每日2次。

功效：治疗烫火伤患者多例，一般3日即愈。

备注：本方是湖南衡阳市中医院原老中医曾巨卿经验良方。

方二 烫火伤灵秘方

原料：白蔹适量（最好广西出产，用其根）。

制用法：以上药根用洗米水摩涂伤处，日涂数次。

功效：对Ⅰ、Ⅱ度水火烫伤有效。

备注：本方是河北保定市名老中医高光宇的经秘方。

方三 复方紫草油治烧伤

原料：紫草片300克，黄连片90克，冰片3克，植物油500毫升。

制用法：先将紫草片、黄连片放入植物油内，浸泡48小时后，以文火熬沸为度，勿熬枯焦，过滤去渣，稍冷后放入冰片即成，装入无菌瓶内备用。

视创面的情况和部位，采用暴露或包扎疗法。①暴露疗法：对头、面、颈、胸、会阴部Ⅰ度烧伤，创面按常规清创，用棉签或消毒毛刷将油涂患处即可。②包扎疗法：适用于四肢Ⅱ度烫伤，用2～3层纱布包扎。

功效：用治Ⅰ、Ⅱ度烧伤。

 诃子地榆治烧伤

原料：诃子、地榆各 250克，虎杖 150 克，乳香 10 克，没药 50 克，冰片 20 克，香油2000毫升。

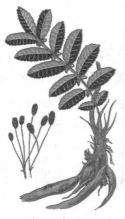

地　榆

制用法：除冰片外，香油及诸药入锅，将药煎枯去渣，再将研细之冰片加入油中调匀，以贮备用。首先在严格遵守无菌操作下，用 38℃左右的消毒等渗盐水，或 2% 黄连水冲洗创面，并以纱布轻轻地抹去污染及异物，大水泡应刺破，流出积液，用纱布吸干，再用棉球蘸烫伤油涂于创面，每日涂 3～4 次。疮面宜暴露，不予包扎。

功效：用治Ⅰ度、浅Ⅱ度烧伤，尤以手足头面为宜。

方五 当归金银花治烧伤

原料：当归、黄芪各 12 克，金银花、黄柏各 15 克；生甘草、桔梗各 9 克，白芷 10 克。

制用法：水煎每日 1 剂，分3 次服。

功效：和营固卫，解毒排脓。适用于烧伤或疮疡余毒不尽，营卫不和而微红微肿，或出现痂下脓水不尽之患者。

破伤风

　　破伤风是一种由破伤风杆菌经伤口侵入机体而引起的急性特异性感染疾病。本病是风毒自创口而入，袭于肌腠筋脉，内传脏腑，筋脉拘挛，产生大量外毒素而作用于中枢神经系统。其症发前一般表现为乏力、多汗、头痛、嚼肌酸胀、烦躁，或伤口有紧张牵拉感觉；多是由头面开始，扩展到肌体和四肢，临床表现为牙关紧闭，语言不清，张口困难，颈项强直，面呈苦笑，角弓反张，屈肘、半握拳、屈膝等。如稍有异物刺激，皆能引起全身性、阵发性肌肉痉挛和抽搐，以致营卫失和肌腠经脉，筋脉肌肉痉挛，有的还会出现发热、头痛、畏寒等症状。

方一　葱白扁豆治破伤风

　　原料：老葱白（连须，去叶不去皮）500克，黑扁豆45克，棉子90克，高粱原酒75毫升。

　　制用法：①棉子炒焦至酱紫色，碾碎，过筛去壳。②葱白加水4～5碗，煎成汤。③酒温热。④黑扁豆放大铁勺内炒，先冒白烟，后冒青烟至90％炒焦时离火。⑤把温酒倒入铁勺，过滤，留酱紫色酒液。把棉子粉与酱紫色酒液混合，加适量葱汤搅如稀饭样，灌服，服后盖被发汗。连服2日。

　　功效：发表通阳解毒。用于治疗破伤风。

　　备注：服药期间忌食腥冷食物。

方二　棉子黑豆妙治破伤风

　　原料：果实饱满的棉子150克，马料豆（即黑豆）75克，老葱白（连须弃叶不去皮）500

克，高粱原酒 150 毫升（量可根据病人酒量而定，若病人酒量大，可多增加些，不会饮酒者 125 毫升）。

制用法：将棉子炒焦至酱紫色，研碎过箩成细面。葱加水 4～5 碗，熬成 3 碗。将酒温热。把马料豆放入铁锅用火炒，先是冒白烟，后冒青烟，至大冒青烟时（黑豆约 90% 已炒煳）离火。然后把温酒倒入铁锅内，待豆子不发出响声时过滤，留酱紫色液体。把棉子粉和马料豆液放在一起，加入适量葱汤，如同稀粥一样。服下，连服 1～2 日。热天服后盖一床被单，冬天服后盖上棉被，使汗出透。

功效：清热解毒，活血消肿，通阳利尿。用于治疗破伤风。

备注：治疗期间应忌腥冷食物，病人需静卧休息。

方三 香虫散治破伤风

原料：九香虫 2 个。

制用法：炒，为末，黄酒冲服。

功效：用于治疗破伤风。

方四 槐角散治破伤风

原料：槐角 30 克。

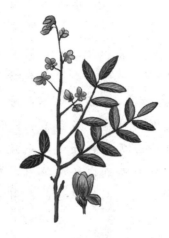

槐

制用法：炒，为末，水、黄酒各半冲服。

功效：用于治疗破伤风。

方五 蚱蜢治破伤风

原料：蚱蜢 10 余个。

制用法：蚱蜢同壳装入布袋内，晒干，勿令受湿，常晒为要。遇此症 10 余个瓦上煅存性为末。酒下，立愈。

功效：用于治疗破伤风。

痔 疮

痔疮又称痔，是肛门直肠下端和肛管皮下的静脉丛发生扩张所形成的一个或多个柔软的静脉团的一种慢性疾病。这种静脉团俗称痔核。按其生成部位不同分为内痔、外痔、混合痔三种，中医学一般通称为痔疮。多因湿热内积、久坐久立、饮食辛辣，或临产用力、大便秘结等导致浊气瘀血流注肛门而患病。内痔的临床特征以便血为主；外痔则以坠胀疼痛、有异物感为主征。在患痔过程中，皆因大便燥结，擦破痔核，或用力排便，或负重逆气，使血液壅注肛门，引起便血或血栓。痔核经常出血，血液日渐亏损，可以导致血虚。如因痔核黏膜破损，感染湿热毒邪，则局部可发生肿痛。痔核日渐增大，堵塞肛门，在排便时可脱于肛外。患痔日久者，因年老体弱，肛门松弛，气虚不能升提，痔核尤易脱出，且不易自行回复。

方 一 无花果治痔疮

原料：无花果 10～20 颗（如无果，用根叶亦可）。

制用法：将上药加水 2000 毫升放在沙锅内煎汤。于晚上睡前 30 分钟，熏洗肛门 1 次，连续 7 次为 1 个疗程。不愈，可再继续 1 个疗程即愈。

功效：主治痔疮。

备注：用本法时，须禁用酒类、酸、辣等刺激物，以免减低药效。

方 二 马齿苋猪大肠治内痔

原料：马齿苋 100 克，猪大肠 1 截（15 厘米长）。

制用法：先将两物洗净，然后将马齿苋切碎装入大肠内，两头扎好，放锅内蒸熟。每日晚饭前一次吃完，连续服用。

功效：清热解毒，润肠止血。

备注：无马齿苋，可用花椒120克代替。

 方三　鲜案板草治外痔

原料：鲜案板草2000克（干品500克）。

制用法：上药为1次药量，加水煎开10分钟后倒入盆中，待温时，坐浴30分钟，再将药渣敷于患处30分钟，每日3次，4日为1个疗程。

功效：主治外痔。

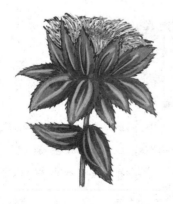 **方四　金银花大黄芒硝治外痔**

原料：金银花、红花、黄芩各30克，大黄、芒硝各60克。

红　花

制用法：上药加水浸泡10～15分钟，煮沸25分钟，去渣，药液倒入盆中。先熏洗肛门，药液稍冷后坐浴。每日1剂，熏洗2次。

功效：用于治疗外痔肿痛，内痔外脱及肛门水肿。

 方五　鲜藕治痔疮

原料：鲜藕500克，红糖50克，僵蚕7个。

制用法：洗净切片，三者共煮，连汤食用。

功效：用于治疗痔疮。

 方六　绿豆猪大肠治内外痔

原料：绿豆200克，猪大肠1节。

制用法：将绿豆放入猪大肠内，两头扎紧，炖熟吃。

功效：用于治疗内外痔。

 方七　鲫鱼韭菜治内外痔

原料：鲫鱼1条，韭菜200克。

制用法：用水煮熟吃。

功效：用于治疗内外痔。

脱 肛

脱肛是指肛管和直肠的黏膜层以及整个直肠壁脱落坠出，向远端移位，脱出肛外的一种疾病。中医学称脱肛为直肠脱垂。脱肛发病原因与人体气血虚弱，机体的新陈代谢功能减弱，自身免疫力降低、疲劳、酒色过度等因素有关。

本病多见于老人、小孩、久病体虚者和多产妇女。发病之初，患者可有肛门发痒、红肿、坠胀等表现，排便后脱出的黏膜尚能够自动收缩，但随着病情的加深，患者可能出现大便脓血、脱肛不收，此时则需要用手将直肠托回肛门，甚至严重的咳嗽、打喷嚏均可引起直肠再次脱出。脱出的黏膜、肠壁如不能及时收缩，时日一久就可引起肛门发炎、红肿、糜烂、溃疡，直到最后变成绞窄坏死。

 绿豆糯米治脱肛

原料：猪大肠 300 克，绿豆 100 克，糯米 50 克。

制用法：先将大肠洗净，绿豆和糯米用水泡半小时，然后把绿豆与糯米塞入大肠内，并加少量水，肠两端用线扎紧，肠壁用针刺几下，然后放入沙锅中加水煮 2 个小时，即可服食。

功效：清热解毒，润肠通便。用于治疗小儿脱肛初发、便秘难下、口干多饮者。

 田螺治小儿脱肛

原料：田螺 1000 克，红酒 50 毫升。

制用法：洗净的田螺用剪刀把尖部剪去，净锅烧热后放油，下田螺翻炒，炒至螺口上的盖子脱落，放入酒、葱、姜同炒，加盐、酱油、水焖 10 分钟，加胡椒粉翻匀出锅即可。佐餐食用。

功效：除湿解毒，清热利水。用于治疗小儿脱肛。

五倍子艾叶治脱肛

原料：五倍子、艾叶各15克。

制用法：加水煎汤，先熏后洗肛门患处。

功效：用于治疗脱肛。

猪肝散治痢久性脱肛

原料：猪肝250克，黄连3克，阿胶珠、川芎、艾叶各6克，乌梅12克。

制用法：把猪肝放入锅内焙干，与上药共研末，每服3克，每日3次。

功效：养血厚肠，收敛固涩。用于治疗痢久肛脱不收。

鳖头冰片治脱肛

原料：鳖头（干透）30克，冰片4克。

制用法：将鳖头烧灰存性，再与冰片合研成细末，嘱患者大便后用温开水洗肛门，左侧向卧位由其家属将药末撒上，再右侧向同样撒药，然后轻轻托入。

功效：用于治疗脱肛。

茄子根苦参治脱肛

原料：茄子根、苦参各60克。

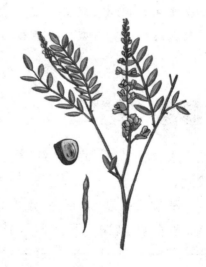

苦　参

制用法：加水煎，熏洗患处。每日2次。

功效：用于治疗脱肛。

肛 裂

　　肛裂是一种肛管齿线以下皮肤全层皲裂的疾患。此病多发于肛管后方正中线上。由于肛管解剖上的特点，此处皮肤在排便时因肛管扩张极易受创伤而造成全层撕裂。若齿线邻近发生慢性炎症，因纤维化而失去弹性更易受损。撕裂创面常因继发感染而形成溃疡，创面较平硬，灰白色，溃疡下端呈一袋状皮赘，酷似外痔，俗称"哨兵痔"。且伴有后肛门疼痛的特征。患者因惧怕疼痛不敢排便，使粪便在肠腔积存过久，变干变硬，下次排便时疼痛更加剧烈，如此形成恶性循环，甚至身感极为痛苦，严重影响工作和学习。

 椿根治肛裂

　　原料：椿根白皮、红糖各30克。

　　制用法：将椿根煎2次，早、晚各服1次，服用时放红糖拌匀冲服即可。如果肛裂严重，可放10厘米长的猪或羊带肛门部分的大肠头放锅内和药一起煎。

　　功效：治肛裂。

　　备注：一患者患肛裂已3年，求医无效，后服用本方治愈且经后未犯。

 斑蝥蝓治肛裂出血

　　原料：斑蝥蝓2个，红糖少许。

　　制用法：取粗大斑蝥蝓2个，撒红糖少许，待斑蝥蝓化成水后，涂患处，可止血。

　　功效：本方用2～3日，可治愈肛裂出血。

 无花果叶治肛裂

　　原料：无花果叶适量。

　　制用法：水煎，每日3～5

次洗患处，或浸毛巾湿敷。

功效：本方治肛裂疗效佳。

 大蒜治肛裂

原料：大蒜若干头。

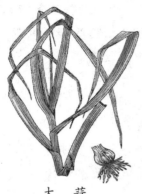

大　蒜

制用法：大蒜埋入炭灰烧软后，纱布包，挟肛门，每日换2～3次。

功效：轻微肛裂用本方1周，可根治。

 熟石膏治肛裂

原料：熟石膏15克，辰砂1克，甘草5克，玄明粉1.5克，腰黄0.5克，梅片1克。

制用法：共研细末，过筛装瓶备用。用香油或凡士林调糊状涂患处，每日2～3次。

功效：用于治疗肛裂。

方六　白及蜂蜜治肛裂

原料：白及150克，蜂蜜40克。

制用法：将白及入锅，加水适量，煮沸至汁稠，除去白及，用文火将药汁浓缩至糊状，离火，与煮沸的蜂蜜混合均匀，冷后入瓶制成白及膏便后涂患处，敷料固定，每日1次。

功效：用于治疗肛裂。

方七　鸡蛋黄治肛裂

原料：鸡蛋黄1个。

制用法：将熟蛋黄揉碎用文火加热，取油涂患处，每日1～2次。

功效：用于治疗肛裂，出血，疼痛。

疝 气

疝气俗称"小肠气"，一般泛指腔体内容物向外突出的病症。可因部位不同而分多种类型，常见有腹股沟疝、股疝和小儿脐疝等。其发病多与肝经有关，故有"诸疝皆属于肝"之说。

 方一 小茴香汤

原料：荔枝核 7 个，小茴香、乌药各 6 克，橘核、海藻、陈皮、川楝、青皮各 3 克。

制用法：水煎服，每日 1 剂。

功效：主治男子疝气病。

备注：本方是广西北海传染病医院原老中医段济世经秘方。

 方二 治寒疝秘方

原料：大黄、制附子、香橼各 6 克，细辛 3 克。

制用法：水煎服 2 次，每日 1 剂。

功效：用于治疗寒疝偏痛，脉弦紧者。

备注：本方是江苏名老中医曹向平收集的经验良方。

 方三 黑豆治疝气胀痛

原料：黑豆 5～6 大碗。

制用法：将黑豆分为 2 等份，用清水洗净，其中 1 份趁湿置于锅中，文火翻炒，时时洒以清水，片刻后，锅中即蒸气飞腾。立刻将炒好的黑豆趁热包扎于黑色布中，马上给患者使用，包扎时不可太紧，使黑豆在包中有转动余地。治疗时以日落时候较适当，患者卧于床上（室不可通风），脱去下衣覆大被，将热豆布包置于生殖器官之周围，慢慢移动而烫之，如温度降低，应马上再换新炒热之黑豆包，继续加烫，如此反复约 10 数次，待患者全身出汗，疝疾可好。

功效：用于治疗疝气胀痛。

 胡椒治寒疝

原料：胡椒 10 余粒。

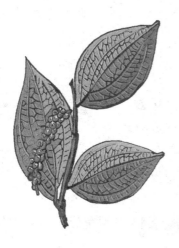

胡　椒

制用法：研细，掺膏药上，烘热。贴阴囊上，痛即止，偏缩者贴小半边。

功效：用于治疗寒疝、痛连小腹及睾丸偏缩者。

 荔枝核治疗疝气疼痛

原料：荔枝核 15 克。

制用法：将荔枝核焙干为末，空腹白糖调服。

功效：温阳散寒。用于治疗疝气疼痛。

 樱桃核治疗疝气疼痛

原料：樱桃核（陈醋炒）60 克。

制用法：将樱桃核研为细末，每服 15 克，开水送下。

功效：用于治疗疝气。

 龙眼核治疗疝气疼痛

原料：生龙眼核 50 克。

制用法：将龙眼核洗净，瓦上焙干为末，每日 9 克，用黄酒服下。

功效：温阳散寒。用于治疗疝气疼痛。

 炒食盐治小儿疝气

原料：食盐、醋各适量。

制用法：食盐一撮，炒热。醋调涂脐中，上以艾绒搓成黄豆大，燃火灸之。

功效：散寒，止痛。用于治疗小儿疝气。

疮疡

疮疡是一切体表浅显的外科及皮肤疾患的总称，包括所有肿疡和溃疡，如痈疽、疔疮、疖肿、流注、瘰疬等，临床颇为常见。多由毒邪内侵，邪热灼血，以致气血壅滞而成。患者除患处皮色肿硬、痒痛难忍、脓肿流水外，且多有烦躁不安、焦渴、便闭、精神不振等表现。

方 一 圣愈汤治痈疮出血

原料：川芎、当归、生地黄、熟地黄、人参、黄芪各10克。

制用法：上作1服，水2盏，煎至1盏，食后服。

功效：用于治疗痈疮出血。

方 二 痈疔百效丸

原料：巴豆、大黄、雄黄各等份。

制用法：先将巴豆榨去油，合研加入适量醋糊丸，如赤豆大。每段2～8丸，服用5个小时后即泻，经泻四五次后服用冷开水一碗泻即止。

功效：对于治疗痈疔初起确有效果。

备注：本方是民间古传秘方。张太雷常用。

方 三 内疏黄连汤治痈疮肿硬

原料：黄连、当归、芍药、槟榔、木香、黄芩、大黄各10克。

制用法：上作1服，生姜3片，水2盏，煎至1盏，食后服。

功效：用于治疗痈疮皮色肿硬。

方 四 竹叶黄芪汤治各种疮疡

原料：淡竹叶、黄芪、人

参、麦门冬、生地黄、川芎、当归、芍药、黄芩、石膏、半夏、甘草各5克。

制用法：上作1服，水2盏，煎至1盏，食后服。

功效：用于治疗疮肿。

方五 内补黄芪汤治疮肿发背

原料：黄芪、人参、茯苓、麦门冬、川芎、当归、白芍药、熟地黄、官桂、远志、炙甘草各5克。

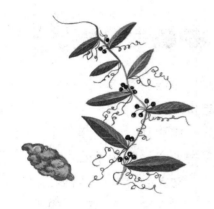

茯　苓

制用法：上作1服，水2盏，生姜3片，大枣1枚，煎至1盏，食后服。

功效：用于治疗疮肿、发背。

方六 轻粉白矾硫磺治疮肿

原料：轻粉、白矾、硫磺各等份。

制用法：上为细末，用酥油调，临睡涂3次。

功效：用于治疗疮肿。

方七 久疮膏治疮疡

原料：当归、防风各30克，黄芪、芍药、白芷各15克，乳香0.3克，黄丹15克，黄蜡30克。

制用法：上药前6味以油120毫升煎之，候色变去滓，先入黄丹后入黄蜡收之，瓷器贮盛，摊贴患处。

功效：用于治疗疮疡溃久不敛。

方八 凤仙膏治疮疡

原料：凤仙花全株25克。

制用法：捣烂，涂患处，每日1换。

功效：用于治疗疮疡久不收口。

疔 疮

疔疮是一种由金黄色葡萄球菌所引发的疾病。该病发病迅速，身体各部都可发生，尤以颜面和手足多见。临床表现为，疖肿发展迅速，疮形如粟，坚硬如钉，常伴有发热、恶寒等全身症状。本病多因外感疫毒、内蕴内毒，毒疫积于皮肤，使气血凝滞而发病。

方一 治疮疔膏药

原料：男子头发两团，蜈蚣 20 条，金蝎 30 只，蛇蜕 9 条，麻油 1500 毫升，马前子、赤芍、生地、没药、乳香、白芷、红花、当归、黄柏各 31 克，蝉蜕 6 克。

制用法：将上药用麻油浸泡，然后煮。煮好后过滤再煮之后，加入黄丹 1000 克调匀，冷却将膏药摊于布上或油纸上贴患处。

功效：对疮疔有很好的治疗效果。

备注：本方是桂林市人民医院蔡任洪医师家传秘方。

方二 生南星生附子治疗疮

原料：生南星、生附子各等份。

制用法：上药等量研细末，用香油搅拌敷在患处。

功效：本方有解毒消肿作用，对各种疔毒有较好的疗效。

方三 巴豆治疗毒恶疮

原料：巴豆、斑蝥各 1 个，胡椒 7 个，大枣 1 枚，葱白 3 片，蜂蜜少许。

制用法：将 6 味共捣如泥，团成 2 个豆形。分男左女右，一个放入鼻孔，一个放手心，盖被取汗。

功效：用于治疗疔毒恶疮。取出稍迟，恐在鼻孔蒸成毒疱。此方孕妇慎用。

 金银紫花汤治疗疮

原料：金银花、野菊花各12克，蒲公英15克，紫花地丁、紫背天葵子各6克。

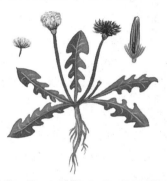

蒲公英

制用法：煎15～30分钟，取汁约200毫升。日服3次，黄酒为引，每日1剂。

功效：用于治疗疔毒、痈疮。

 木飞榕治各种疗疮

原料：木飞榕鲜叶30～60

克，红糖6克。

制用法：共捣烂绞汁顿服，药渣敷患部，每日2～3次。

功效：本方清热解毒，活血散瘀，消肿止痛，用于治疗各种疗疮痈毒。

 芩连消毒饮治颜面疗疮

原料：黄芩9克，黄连3克，生山栀、制川大黄、野菊花、草河车各9克，银花、连翘各12克，赤芍药9克，生甘草3克，紫花地丁15克。

制用法：先将上药用水浸泡15分钟，再煎20分钟，每剂煎2次，每日1剂，分2次服。

功效：用于治疗颜面疗疮、头面丹毒等。

荔枝肉治疗疮

原料：荔枝肉2个，吸铁石0.3克，雄黄1.5克。

制用法：共捣烂，作3个饼，分3次敷患处。

功效：用于治疗疗疮。

疥疮

疥疮是一种由疥毒细菌传染而引起的疾病。此症初起，形如芥子之粒，故名疥疮。大多是因个人卫生不良，或接触疥疮之人而被传染，也有的是因风、湿、热、虫郁于肌肤而引起。一般是由手指或手丫处发生，逐渐蔓延到全身，只有头面不易波及，其搔痒过度，会使皮肤破裂，流出血水，结成干痂，其中有虫，日久化脓，又痛又痒，难受至极。

方一 苦参花椒水泡脚治疥疮

原料：苦参 30 克，花椒 10 克。

制用法：将上药加清水适量，煎煮 30 分钟，去渣取汁，与 2 000 毫升开水一起倒入浴盆中，先熏蒸擦洗患处，待温度适宜时洗浴，每日早、晚各 1 次，每次熏洗 40 分钟，连用 3～5 日。

功效：用于治疗疥疮。

方二 雄黄硫磺治疥疮

原料：雄黄、硫磺、三仙丹各 25 克。

制用法：研成粉末，用布包起来，蘸樟脑油擦在患处，3 日后，即可全好，有脓的疥疮，擦过 5 日，也可消除。

功效：用于治疗疥疮。

方三 大腹子硫磺治疥疮

原料：大腹子 15 克，硫磺 120 克。

制用法：研末，油调搽患处。

功效：用于治疗疥疮。

方四 苦参散治疥疮

原料：苦参、槟榔各等份。

制用法：研末油调搽患处。

功效：用于治疗脓疥湿热疮疡。

方五 杏仁大枫膏治疥疮

原料：杏仁、大枫子各 49 个，枯矾、樟脑、轻粉各 9 克，柏油烛 90 克，蛇床子 9 克。

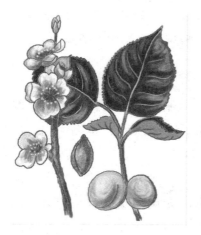

杏

制用法：研末涂之。

功效：用于治疗疥疮。

方六 白矾白芷吴茱萸治疥癣

原料：白矾、白芷、吴茱萸、硫磺、川椒各等份。

制用法：研末涂之。

功效：用于治疗疥癣。

方七 荆芥地黄膏治疥疮

原料：荆芥末、生地黄各适量。

制用法：研末调为丸，茶酒送下。

功效：用于治疗疥疮。

方八 苦参荆芥丸治疥癫

原料：苦参 120 克，荆芥穗 30 克。

制用法：研末炼蜜为丸，清茶送服。

功效：治疥癫。

方九 雄黄水泡脚治疗疥疮

原料：花椒 15 克，雄黄 30 克，胡萝卜 1 个。

制用法：前 2 味研末与胡萝卜共捣烂，放入盆中，加入开水 1500 毫升，先用棉签醮药液擦洗患处，待药温适宜时浸泡双脚，每日 2 次，每次 40 分钟，连用 3～5 日。

功效：杀虫解毒。用于治疗疥疮。

慢性阑尾炎

阑尾炎是一种常见的腹部疾病，可分为急性和慢性两种。慢性阑尾炎经常腹部发生剧痛，脐之右侧，其痛更厉害，用手按之，病人攒眉呼痛，几乎跳起来，如吃得太多，往往会引起阑尾的疼痛。有的病人由于畏惧开刀，有的因时间上不许可或不方便，也有人主张阑尾自有其用途，所以都采用药服，既能治好病痛，又免受开刀之苦。

方一 三黄解毒汤

原料：金银花 31 克，黄连、黄芩、黄柏各 25 克，栀子、川芎、连翘各 19 克，大黄 13 克，当归 6 克。

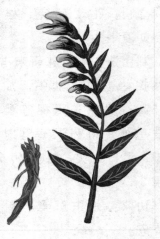

黄 芩

制用法：用适量水煎取一碗，分 4 次服，每隔 4 小时服用 1 次。

功效：本方配合针灸阑兰穴，对阑尾炎有神奇疗效。

备注：本方是广西资源县医学卫生科学研究所老中医齐德生经验良方。

方二 红花蛇汤

原料：白花蛇舌草、红藤各 31 克。

制用法：煎水兑酒少量服，每天 2 次，每日 1 剂。

功效：主治急、慢性阑尾炎。

备注：本方是江西彭泽县老中医贵铭常经验良方。

 方三 千里光治化脓性阑尾炎

原料：千里光、白花蛇舌草、鬼针草、败酱草各 15 克。

制用法：每日 1 剂，水煎 2 次服，连服数剂。鲜黄蜀葵根适量捣烂敷患处。

功效：主治化脓性阑尾炎。

 方四 大黄芒硝治慢性阑尾炎

原料：大黄、牡丹皮各 10 克，桃仁 6 克，芒硝 16 克，葵花子、薏苡仁、延胡索各 9 克。

制用法：水煎服，每日 1 剂，早、晚各煎服 1 次。

功效：用于治疗慢性阑尾炎。

方五 败酱草治慢性阑尾炎

原料：败酱草 30 克，鬼针草 60 克，田基黄、苦职各 30 克。

制用法：鲜品洗净切碎，开水炖服，每日 1 剂。

功效：该方临床应用中，对慢性阑尾炎疗效颇佳。

 方六 白红草汤治慢性阑尾炎

原料：白毛夏枯草、红藤各 30 克，枳壳、木香各 15 克。

制用法：水煎服，每日 1 剂。

功效：用于治疗慢性阑尾炎。

方七 香附汤治慢性阑尾炎

原料：香附 15 克，栀子、枳实、桃仁、麦芽、山楂、木香、鸡内金各 10 克，远志、神曲、枳壳、甘草各 5 克。

制用法：水煎服，每日 1 剂。

功效：用于治疗慢性阑尾炎。

方八 大田螺治慢性阑尾炎

原料：大田螺 30 个。

制用法：将肉捣烂用荞麦粉拌和，再捣之，摊于布上，贴敷于阑尾部位。

功效：用于治疗慢性阑尾炎。

颈淋巴结结核

颈淋巴结结核是发生于颈部由结核杆菌感染所引起的淋巴结慢性炎症。该症常累及多个淋巴结，出现于颈部一侧或两侧，颌下或胸锁乳突肌的前后缘和肌肉深面是好发部位。临床表现，初期淋巴结肿大，变硬，可孤立活动。随着病程进展，病变淋巴结肿大，与周围组织粘连或相互粘连成串成团。后期亦可坏死，形成脓肿，或破溃成慢性溃疡或窦道，流出干酪样稀薄脓液。肿大，破溃的淋巴结一般不红不痛，故又称寒性脓肿。本病多见于壮年。

 颈淋巴结验效方

原料：壁虎子数十条。

制用法：用真菜油或麻油500毫升置于锅内，将壁虎子投入，以炭火熬煎，至壁虎化尽为度，再将油露3～5夜，退去火性，每日用此油搽患部3次。

功效：对男女颈淋巴结结核有特效。

 枯草汤治颈淋巴结结核

原料：夏枯草50克。

制用法：每日1剂，水煎或沸水浸泡当茶频服，可加适量白糖。伴破溃不愈，反复发作的，可另用白头翁100克，陈皮10克，水煎服，每日1剂。

功效：用于治疗颈淋巴结结核。

方三 玄参细毛连治瘰疬

原料：玄参150克，细毛连60克，天葵草10克，川贝母8克，连翘10克，黑山栀子、薄荷、桂枝、麦芽、淡昆布各5克，定心草（即雄鼠屎）、瞿麦各10克。

制用法：上药共生晒为末，另以小肉参（即海参）1只煎烂，打和为丸。陈酒送下，每服6克，每日3次。

功效：化坚消肿敛溃。用于治疗瘰疬（马刀挟瘿），症见瘰疬破溃日久，脓水淋漓，骨蒸潮热，形体消瘦，出现虚劳现象者。

方四 蜈蚣蛋治颈淋巴结结核

原料：蜈蚣去头足1条，全蝎3条，鸡蛋1个。

制用法：上药焙干，共研细末，取鸡蛋开1小孔，纳入药末，搅匀用面团包裹，放草木灰中烧熟食之，每日1次，每次1个，10日为1个疗程。

功效：用于治疗化脓性颈淋巴结结核。

方五 蜈蚣散治颈淋巴结结核

原料：蜈蚣30条，全蝎、白僵蚕、甲珠各30克，浙贝母、牡蛎（先煎）、金银花、伸筋草各50克，黄芪、海藻、夏枯草各60克，地龙、白术、玉竹各15克。

制用法：共为细末。每服5～10克，每日2次。

功效：通络散结。用于治疗瘰疬（颈淋巴结结核）。

方六 消核汤治颈淋巴结结核

原料：猫爪草15克，山慈菇、土茯苓、牡蛎（先煎）、大贝母各10克，金银花30克，连翘20克，蒲公英、紫花地丁各15克，全蝎5克，蜈蚣1条，生甘草10克。

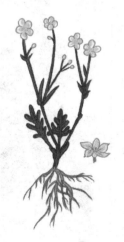

猫爪草

制用法：水煎服，每日1剂。

功效：解毒清热，消核化结。用于治疗颈淋巴结结核初起。

秘治妇科病

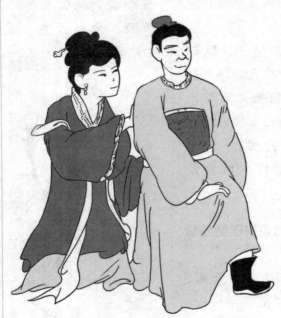

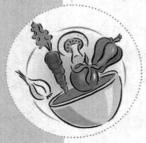

本章看点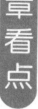

痛　经

　　痛经是指妇女在经期前后或是在行经期间出现的一系列身体不适状况，常以腹痛为主要表现。严重的将影响工作和给生活带来烦恼。

　　痛经有两种情况，一种是指生殖器官无明显器质性病变月经痛，称功能性痛经。这种病常发于月经初潮或初潮后1～2周，多见于未婚或未孕妇女，一般在生育后可有不同程度的缓解或消失。另一种是指生殖器官有器质性病变，由子宫内膜异位症、子宫黏膜下肌瘤和盆腔炎等病症引起的月经疼痛，称继发性痛经。

方一　痛经经秘方

　　原料：延胡索、郁金、白灵脂各9克，生蒲黄（包煎）6克。

　　制用法：水煎，黄酒少许服。

　　功效：有效治疗痛经病症。

　　备注：本方是江苏无锡红花医院李卫民经验良方。

方二　姐杨草香汤散

　　原料：姐妹菜、落地杨梅、益母草、香附各9克。

　　制用法：上药烘干研细末，分4份，每次1份与鸡蛋适量煮汤服，隔日1次。

　　功效：对属于气滞血瘀型痛经有很好疗效。

　　备注：本方是广西桂林中医党绍群经验良方。

方三　艾叶益延水泡脚治痛经

　　原料：艾叶、益母草、延胡索各20～30克。

　　制用法：上药加清水1000毫升，煎沸10分钟后，将药液倒入脚盆内，待温浸泡双脚，每日浸泡1次。于月经前1周开始治疗至经行停止。也可每日1剂，头煎内服，第二、第三煎泡脚。

功效：主治痛经。

方四　山楂当归汤治疗痛经

原料：山楂30克，当归片15克，红糖适量。

山　楂

制用法：水煎2次，每次用水300毫升，煎半小时，两次混合，去渣，下红糖，继续煎至糖溶。分2次服，连服7日。

功效：活血行气。适用于气滞血瘀、寒湿凝滞型痛经，月经量少，色暗紫，或有瘀块。

方五　炒醋盐治疗痛经

原料：粗盐（或粗砂）250克，陈醋50毫升。

制用法：将粗盐（或粗砂）爆炒，再将陈醋慢慢地洒入，边洒边炒，洒完后再炒片刻，装入布袋，热熨腰和腰骶部。

功效：温经，理气止痛。适用于经期小腹痛和腰痛者。

方六　山楂向日葵子治痛经

原料：山楂30克，向日葵子15克，红糖30克。

制用法：先将山楂、向日葵子一齐放在锅内炒，以葵花子炒香熟为度。再加水，熬成浓汁后，将红糖放入熬化即成。每次于经前1～2日，连服2～3剂，正痛时亦可服用。

功效：本方适用于血瘀为主的痛经。

方七　酒渍核桃干治疗痛经

原料：黄酒、红糖各400克，核桃仁200克。

制用法：共加热使糖溶化，取出用碗装好，将核桃仁200克放入，浸渍1～2日，晒干。每日服3次，每次15～20克。

功效：适用于经后腰酸、腹痛的虚寒性痛经。

月经不调

月经不调是妇科常见的一种疾病，表现为月经周期紊乱，出血期延长或缩短，出血量增多或减少，甚至月经闭止。卵巢功能失调、全身性疾病或其他内分泌腺体疾病影响卵巢功能者，都可能诱发此病。此外，生殖器官的局部病变如子宫肌瘤、子宫颈癌、子宫内膜结核等也可表现为不规则阴道流血，应注意两者的区分。

 方 一 葵花盘止崩漏

原料：葵花盘1个（去子），黄酒适量。

制用法：将葵花盘晒干，用沙锅焙成炭，研为细面，过箩备用。每次3克，黄酒送服，日3次。

功效：清热解毒，达邪外出。用治崩漏。

备注：服药期间忌辛辣食物及房事，崩漏初起者忌用。

方 二 养血调经膏治月经不调

原料：①当归100克，川芎50克，白芍药、益母草、红花、柴胡、茯神、续断、牛膝、杜仲、香附、附皮、牡丹皮、白术各20克，熟地黄、甘草、蕲艾、泽兰各12.5克。②香油1500毫升，黄丹600克。③人参、沉香各25克，鹿茸20克，肉桂15克（共研细末）。

制用法：上列①组药用②组香油炸枯，去渣，加黄丹收膏，另掺入③组药料搅匀。每张药重25克，备用。贴腹部或腰部。

功效：温经解郁，养血调经。

备注：引自《百病中医膏散疗法》。孕妇忌贴。

方 三 丹参治月经不调

原料：丹参不拘多少。

制用法：为末每服 6 克，酒调下。

功效：用于治疗妇人经脉不调，或前或后、或多或少，产前胎不安、产后恶血不下。

方四 玫瑰花蕊治月经不调

原料：玫瑰花蕊 300 朵，初开，去心蒂。

制用法：在锅内煎成浓汁，去渣后加入红糖 500 克，熬成膏服用。

功效：用于治疗月经不调。

方五 艾叶干姜水治月经不调

原料：艾叶、干姜各 50 克，桂枝 35 克，细辛 12 克。

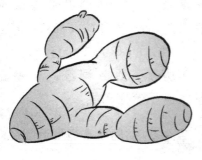

姜

制用法：将上药加清水适量，煎煮 30 分钟，去渣取汁，

与 2000 毫升开水一起倒入盆中，先熏蒸脐下，待温度适宜时泡洗双脚，每日 1 次，每次熏泡 40 分钟，10 日为 1 个疗程。

功效：温经散寒止痛。适用于月经延后、月经量少。

方六 活鲫鱼当归治血崩

原料：活鲫鱼 1 尾（约 200克），当归 15 克，血蝎、乳香各 5 克，黄酒适量。

制用法：鲫鱼去肠留鳞，腹内纳入当归、血蝎及乳香，泥封烧存性，研成细末。温黄酒送服，每服 5 克，每日 2 次。

功效：补脾益气，行瘀止痛，止血。用于治疗血崩。

方七 红糖木耳治血崩

原料：黑木耳 120 克，红糖 60 克。

制用法：将木耳洗净，用水煮熟，加红糖拌食。一次吃完，血渐止，再以木耳、红糖各 60 克拌食即愈。

功效：益气，凉血，止血。用于治疗崩中漏下、血崩不止。

闭　经

　　闭经是指超过青春期年满 18 岁以上者，月经仍未来潮或月经周期建立之后因怀孕、哺乳，又未到绝经期，月经突然停止而超过 3 个月以上仍未来潮的症状。前者称为原发性闭经，后者称为继发性闭经。本病在中医学中分为虚实两类。虚为阴亏血虚，无经可下；或肝肾亏损，精血不足。多因先天不足，后天缺乏补养，大量失血，房劳过度等造成。实者皆为气滞血瘀，经脉不畅，血不运行。由经期冒雨涉水，感受风邪，或饮食失节，过食寒物所致。

方一　乌鸡丝瓜汤治血虚经闭

　　原料：乌鸡肉 150 克，丝瓜 100 克，鸡内金 15 克。

　　制用法：共煮至烂，服时加盐少许。

　　功效：健脾消食，养阴补血。用治因体弱血虚引起的经闭、月经量少。

　　备注：乌鸡，又叫黑脚鸡、药鸡。归肝、肾经，是滋阴清热、补益肝肾、健脾止泻的食疗佳品。

方二　益母草水泡脚治闭经

　　原料：益母草 30 克，红花 10 克。

　　制用法：将上药加清水适量，煎煮 30 分钟，去渣取汁，与 2000 毫升开水一起倒入盆中，先熏蒸脐下，待温度适宜时泡洗双脚，每日 1 次，每次熏泡 40 分钟，30 日为 1 个疗程。

　　功效：活血调经，祛瘀生新。用于治疗闭经。

方三　益母草水泡脚治闭经

　　原料：当归 15 克，益母草 25 克，黄芪 12 克，香附 9 克。

　　制用法：将上药加清水适量，浸泡 20 分钟，煎数沸，取药液与1500毫升开水同入脚盆中，趁热熏蒸脐下，待温度适宜时泡洗双脚，每日2次，每次40分钟，15日为1个疗程。若气血两虚者，加党参、阿胶；气滞血瘀者，加枳壳、川芎；寒湿凝滞者，加附子、茯苓、白术。

功效：用于治疗继发性闭经。

 泽兰叶治阴虚血燥型闭经

原料：泽兰叶10克，水鱼1只，米酒少许。

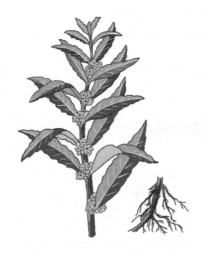

泽　兰

制用法：将活的水鱼用热水烫，使其排尿后，切开去肠脏。泽兰叶研末，纳入水鱼腹内

（甲与肉同用），加清水适量，放瓦盅内隔水炖熟，加少许米酒服食。每隔1日1次，连服3～5次显效。

功效：本方用于治疗阴虚血燥之闭经。

 猪肝大枣治闭经

原料：猪肝200克，大枣20枚，番木瓜1个。

制用法：将大枣去核、番木瓜去皮后，加水煮熟吃。

功效：用于治疗闭经。

 老母鸡木耳治闭经

原料：老母鸡1只，木耳50克，大枣10枚。

制用法：鸡去毛、内脏，合木耳、大枣，加水煮烂吃。

功效：用于治疗体虚闭经。

 木耳治月经忽然停止

原料：木耳、苏木各50克。

制用法：用水、酒各1碗，煮成1碗服。

功效：用于治疗妇女月经忽然停止，过1～2个月有腰胀、腹胀现象者。

子宫脱垂

子宫脱垂是指子宫偏离正常位置沿着阴道下降，低于子宫颈外阴道口到坐骨棘水平以下甚至完全脱出阴道口外的症状。中医称"阴挺"、"阴癫"、"阴㿗"等。多发于产后体质虚弱，气血受损，分娩时用力太大，或产后过早参加重体力劳动，致使气弱下陷，脉络胎宫松弛，不能稳固胞体，因而形成下坠。由于胞宫经络与肾相连，所以肾气衰虚，或产育多，内耗肾气，也可使胞宫脉络松弛导致子宫脱垂。

 方 一 加味四君汤

原料：党参、家茄根、黄芪、野茄根各9克，白术、云茯苓各6克，甘草3克。

制用法：水煎服，每日1剂。一般连服半月至1个月有效。

功效：对子宫脱垂有神奇效果。

备注：本方是贵州贵阳市中西医结合医院原中医李文丹经验良方。

方 二 敛脱方

原料：白棕根500克，鲜猪肉250克。

制用法：将上料同煮，取肉食之，不加酱盐。

功效：治疗体虚之子宫下脱者。

备注：本方是甘肃民间秘方。

 方 三 五倍子治疗子宫脱垂

原料：五倍子粉适量。

制用法：以香油调后，用消毒棉蘸药，堵塞阴道穹隆处。

功效：治疗子宫脱垂。

 方 四 醋熏法治疗子宫脱垂

原料：醋250毫升。

制用法：痰盂内加醋250毫

升，将小铁块或小铁器烧红放入盂内，醋即沸腾，患者坐痰盂上熏15分钟。每日1次。治疗期间注意营养、休息，忌房事。

功效：收敛破瘕。治疗子宫脱垂。

 方五　老丝瓜壳治子宫脱垂

原料：老丝瓜壳1个，烧灰存性。

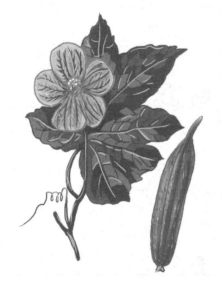

丝　瓜

制用法：50°以上白酒送服，每次服10克，每日服2次。

功效：治子宫脱垂。

 方六　团鱼头治子宫脱垂

原料：团鱼头5～10个。

制用法：洗净切碎，置锅内炒黄，研末，每晚临睡前服3克，用米酒或黄酒送服。

功效：治子宫脱垂。

 方七　鳖头灰治疗子宫脱垂

原料：鳖头、黄酒各适量。

制用法：将鳖头置火上烧炭存性，研末。每次用黄酒送服6克，每日3次。

功效：益气补虚。治疗子宫脱垂。

 方八　升草汤治子宫脱垂

原料：升麻15克，甘草6克，缩葫芦1个。

制用法：水煎连服数剂。

功效：治子宫脱垂。

 方九　乌梅汤治子宫脱垂

原料：乌梅树30克。

制用法：水、酒各半煎服。

功效：治子宫脱垂。

子宫颈炎

子宫颈炎是指妇女子宫颈发生的炎症性病变，可分为急、慢性两种。急性子宫颈炎较为少见，但不及时治疗，就可能转变成慢性子宫颈炎。主要症状是患者子宫颈部红肿、疼痛、宫颈糜烂、宫颈肥大、子宫颈息肉、宫颈腺体囊肿、子宫颈管炎等。

方一 鸡蛋治子宫颈炎

原料：鸡蛋1个。

制用法：取蛋白敷患处，须连续敷7～8次。

功效：用于治疗子宫颈炎。

方二 鸡蛋艾叶治宫颈炎

原料：鸡蛋2个，艾叶15克。

制用法：艾叶煎汤，去渣，放鸡蛋同煮。早、晚各服1次。

功效：用于治疗宫颈炎。

方三 冬瓜子治宫颈炎

原料：冬瓜子90克，捣烂。

制用法：加等量冰糖和水煎，早、晚各服1次。

功效：用于治疗宫颈炎。

方四 冬瓜子治宫颈炎

原料：冬瓜120克。

制用法：焙黄，研面，每次15克，用冬瓜汤送服。

功效：用于治疗宫颈炎。

方五 生黄芪治慢性宫颈炎

原料：生黄芪、煅龙骨（包煎）、煅牡蛎（包煎）、凤尾草、红藤各30克，制黄精、金樱子、黄实、乌贼骨各15克，炮姜炭3克。

制用法：每天 1 剂，水煎分早、晚服，7 剂为 1 个疗程。在冷冻术后第一天开始服药。

功效：用于治疗慢性宫颈炎。

 蛇床子治宫颈炎

原料：蛇床子、黄柏、苦参、贯众各 15 克。

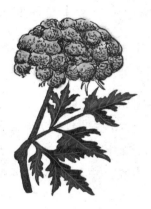

蛇床子

制用法：煎水每日冲洗阴道，7 日为 1 个疗程。

功效：用于治疗宫颈炎。

 猪胆汁白矾治子宫颈炎

原料：鲜猪胆 1 个，白矾 9 克。

制用法：将白矾放入猪胆内，阴干或烘干，研末，过箩极细，备用。一般轻者上药 5 次即愈，重者上药 10 次。

功效：清热，解毒，防腐。用于治疗慢性宫颈炎。

 苦荬汤治子宫颈炎

原料：细叶苦荬菜、广西黄柏树皮、阔叶十大功劳茎、灵香草各适量。

制用法：水煎，趁热熏患处，待温坐盆，每日 1 剂。

功效：用于治疗宫颈炎。

 白扁豆治宫颈炎

原料：白扁豆 250 克。

制用法：炒后研末，每日 2 次，每次 16 克，米汤送服。

功效：用于治疗宫颈炎。

 仙人掌治宫颈炎

原料：仙人掌肉质茎块连同果实鲜品 80 克，瘦猪肉 70～90 克。

制用法：上 2 味药加烹调佐料入钵中，隔水炖服。另以仙人掌鲜品全草每次 100 克，捣碎，加食盐少许煎液，先熏后洗。10 天为 1 个疗程。经期停用。

功效：用于治疗宫颈炎。

白带增多症

白带是指妇女在青春期、月经前期或妊娠期从阴道中排泄出的少量无臭异气味的白色或淡黄色分泌物。如果妇女在经前期或妊娠期、青春期带下量多，颜色深黄或淡黄，或混有血液，质黏稠如脓或清稀如水，气味腥臭，称为白带增多症，是妇女生殖器官炎症或肿瘤疾病的先兆。

方一 白带丸

原料：党参、糯米、盐水炒贯众、于术、炙棉芪、杜仲、白芍药、旧身、豆腐锅巴各等份。

制用法：上药研细末，水泛丸，如绿豆大。每日2次，每服9克，白水送下。

功效：对体虚带下颇有效验。

备注：本方是南通市已故名老中医喜海珊先生的经秘方。

方二 保坤丸

原料：陈石灰细末25克，茯苓、白术各6克。

制用法：上药共研细末，以怀山药13克研末，打糊为丸，如桐子大，每服4粒，每日1～2次，白开水送下。

功效：主治妇人白带腥臭。

备注：本方是河北保定市名老中医戴日舫经秘方。

方三 车前子治疗脾虚带下

原料：白术15克，茯苓、车前子、鸡冠花各9克。

制用法：水煎服。

功效：补脾燥湿。治疗白带过多、黄带、臭味。

方四 银花汤治疗白带过多

原料：苦菜50克，金银花、

蒲公英各20克。

制用法：水煎2次，每次用水500毫升，煎半小时，两次混合，去渣取汁。分2～3次服。

功效：适用于妇女子宫内膜炎，宫颈炎，子宫颈糜烂，白带腥臭。

 方五 黑木耳治赤白带下

原料：黑木耳30克。

制用法：焙干，研末，以红糖水冲服，每日3～6克，每日2次。

功效：主治赤白带下。

 方六 败酱草治湿热带下

原料：冬瓜仁（捣）30克，麦冬15克，败酱草30克。

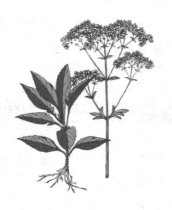

败酱草

制用法：水800毫升，煎取300毫升，每日1剂，7日为1个疗程。

功效：清利湿热，止带。用于治疗妇女湿热带下。

 方七 冬瓜子治赤白带下

原料：冬瓜子20克。

制用法：炒熟，研末，米汤调服，每次6克。

功效：用于治疗赤白带下。

 方八 白毛藤治白带增多

原料：白毛藤15克。

制用法：水煎服。

功效：用于治疗白带增多。

方九 白胡椒治白带增多

原料：白胡椒30粒，银杏、母丁香各25粒，雄黄3克，白牡丹1个，石榴皮5.4克，人工麝香1.8克，海螵蛸5.4克。

制用法：上药混合成细末，与万应膏300克搅匀，分摊10张。

功效：用于治疗妇女白带增多。

阴道炎

阴道炎是较常见的一种妇科疾病。由阴道环境酸碱度改变或局部黏膜变薄、破损、抗病力减低，被滴虫、真菌或细菌入侵引起。临床主要表现为外阴瘙痒、性交痛、白带增多呈白色乳酪状，如合并有尿道口感染时，可有尿频尿痛。有以下三种：①滴虫性阴道炎阴道毛滴虫。②真菌性阴道炎白色念珠菌。③老年性阴道炎。滴虫性阴道炎白带多为黄色稀薄的泡沫状，有臭味。

方一 治阴道炎方

原料：黄柏 15 克，枯矾、雄黄各 10 克，轻粉、冰片各 5 克。

制用法：上为细末，用凡士林 60 克调成软膏，备用。先用鲜大青叶 100 克，蛇床子、地骨皮、五灵脂各 50 克。煎水冲洗阴道后（每天早、晚各 1 次），再取此膏涂敷患处。每日 1 次。

功效：解毒，燥湿，杀虫。

备注：引自 1985 年《新中医》第 5 期。

方二 蛇麻子苦参治阴道炎

原料：蛇床子、苦参、川椒、甘草各 15 克。

制用法：煎汤熏洗。

功效：用于治疗阴道炎。

方三 蛇床子地肤子治阴道炎

原料：蛇床子 15 克，地肤子 30 克，百部 15 克，白芷 9 克。

制用法：煎汤洗阴道，分 2 次洗。

功效：用于治疗阴道炎。

方四 苦参根百部治阴道炎

原料：苦参根、百部各 30 克，花椒 9 克。

制用法：煎汤熏洗。

功效：用于治疗阴道炎。

方五 矾蛇汤治阴道炎

原料：白矾 9 克，蛇床子 30 克，鹤虱、黄柏各 9 克。

制用法：煎汤熏洗，早、晚各 1 次。

功效：用于治疗阴道炎。

方六 蛇床黄柏散治阴道炎

原料：蛇床子、黄柏、苦参各等份。

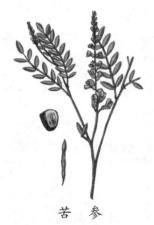

苦 参

制用法：共研为细粉，过 100 目筛，灌装胶囊每粒 0.5 克。早、晚各 1 粒，塞入阴道。

功效：用于治疗阴道炎、滴虫病及附件炎、子宫内膜炎。

方七 桃仁治疗滴虫性阴道炎

原料：桃仁适量。

制用法：将桃仁捣碎为膏状，纱布包，塞入阴道。每日 1 换，连续数次。

功效：用于治疗滴虫性阴道炎。

方八 芦荟治疗滴虫性阴道炎

原料：芦荟 6 克，蛇床子、黄柏各 15 克。

制用法：以上 3 味煎水。用时先用棉花洗净阴部，后用线扎棉球蘸药水塞入阴道内，病人仰卧，连用 3 晚，每晚 1 次。

功效：消炎、杀菌、杀虫。用于治疗滴虫性阴道炎。

方九 鲜桃叶治滴虫性阴道炎

原料：鲜桃叶 120 克。

制用法：将鲜桃叶洗净，煎汤，冲洗阴道。

功效：用于治疗滴虫性阴道炎。

盆腔炎

盆腔炎是指女性盆腔器官组织发生的炎症性病变，一般以子宫内膜炎和输卵管炎为多见，又分为急性和慢性两种。临床研究表明，下腹部持续性疼痛和白带增多为其主要症状。在盆腔炎急性发作期常伴有发热、头痛、怕冷等症状，而慢性在发病期间常伴有腰酸、经期腹痛、经量过多等症状。

方一 大青盐治盆腔炎

原料：炒大青盐或醋拌坎离砂 500 克。

制用法：布包敷于下腹部。

功效：用于治疗盆腔炎。

方二 毛茛鲜草治盆腔炎

原料：毛茛鲜草适量。

制用法：捣烂外敷，每日 1 次。局部起泡即取去，外涂龙胆紫，勿用针刺破。

功效：用于治疗盆腔炎。

方三 苋柏汤治盆腔炎

原料：獭猫 30 克，苋柏 50

克，杭白芍药 35 克。

制用法：水煎内服，每日 1 剂，日服 3 次，对酒饮。

功效：清热解毒，活血化瘀止痛。

方四 地枇汤治盆腔炎

原料：米口袋 20 克，地龙 10 克，土枇杷 25 克。

制用法：用鲜品或干品，水煎服，每日 1 剂，日服 3 次。

功效：用于治疗盆腔炎或尿道炎等症。

方五 皂角刺治盆腔炎

原料：皂角刺、生黄芪各

20 克，生蒲黄包 12 克，制大黄（后下）6 克。

制用法：水煎服，每日 1 剂。

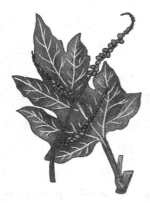

大　黄

功效：托毒排脓，益气生肌，活血化瘀。用于治疗盆腔炎及盆腔炎性肿块。

 蛇牛汤治盆腔炎

原料：白花蛇舌草 50 克，入地金牛 10 克，穿破石 15 克。

制用法：水煎服，每日 1 剂，服药至盆腔炎症消失即可停。

功效：用于治疗盆腔炎。

备注：对盆腔脏器的炎性肿块并伴有感染病灶者，疗效也较显著。

 杏仁半夏治急性盆腔炎

原料：杏仁、生薏苡仁各 10 克，蔻仁 6 克，淡竹叶、川厚朴、半夏、陈皮、茯苓、泽泻、车前子各 10 克。

制用法：水煎服，每日 1 剂。

功效：化湿，清热，宣畅三焦。用于治疗湿热内蕴所致的妇人急慢性盆腔炎，症见头痛身重，口淡乏味，胸闷不舒，少腹隐痛，带下量多，色黄，舌淡红，苔黄厚腻，脉滑。

珍珠菜蒲公英治盆腔炎

原料：珍珠菜、穿心莲、蒲公英、忍冬藤、白花蛇舌草、紫花地丁、大青叶、鱼腥草各 15～50 克。

制用法：任选上药 2～3 种，水煎服，每日 1 剂。

功效：用于治疗盆腔炎。

宫颈糜烂

　　宫颈糜烂是指宫颈外口处的宫颈阴道部分，因分娩、流产或手术损伤宫颈后，细菌侵入引发感染所致的一种妇科常见疾病。临床主要表现为局部表面的鳞状上皮因炎症而丧失，很快被颈管的柱状上皮所覆盖，使这部分组织呈细微颗粒状的红色区。是宫颈炎最常见的病变。且常伴有白带增多，有时为淡黄色脓性白带，腰痛，盆腔下部坠痛，每月经前、排便及性交时加重等特性。根据病变糜烂的深浅程度，可分为单纯型、乳突型、颗烂型3种。

方一　鱼腥草治宫颈糜烂

　　原料：鲜鱼腥草500克，麻油500毫升，蜜蜡60克。

　　制用法：麻油煎开，将洗净晾干的鱼腥草放入油内共煎，5分钟后用纱布过滤去渣，再将蜜蜡放入滤液内，冷却后成糊状备用。用1∶5000的高锰酸钾溶液冲洗净阴道，除去宫颈分泌物后，用消毒带尾的棉球涂上此膏贴在宫颈糜烂处。每日1次，至愈为度。

　　功效：消热解毒，生肌定痛。

　　备注：引自1976年《赤脚医生杂志》第10期。又用白矾适量研末，以猪胆汁调成糊状，倒入白布袋内晾干，研细，如上法给药。一般2～3次即可。治疗43例，效果良好。

方二　黄倍散治宫颈糜烂

　　原料：黄柏7.5克，炒蒲黄3克，五倍子7.5克，冰片1.5克。

　　制用法：上药共研细末，装瓶备用。先用1％绵茵陈煎剂冲洗阴道并拭干，再将上药粉喷洒于子宫口糜烂处，以遮盖糜烂面为度（如果阴道较松者再放入塞子，保留 24 小时，自行取出）。隔日冲洗喷药 1 次。10 次为 1 个疗程。治疗期间停止性生活。

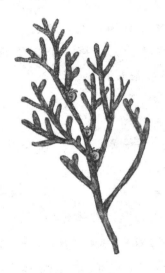

黄　柏

功效：消炎拔毒，收敛生肌。

备注：引自 1979 年《新中医》第 2 期。

 冰片麝香治宫颈糜烂

原料：冰片、人工麝香各 1 克，雄黄 5 克，儿茶、乳香、没药各 10 克，白矾 500 克。

制用法：上药共研细末，过筛，分包，每包 2 克备用。使用时备好直径约 4 厘米的扁圆形消毒棉球，将 1 包药粉撒于宫颈外部。

功效：用于治疗宫颈糜烂。

(方)(四) 益母川芎汤治宫颈糜烂

原料：益母草 60 克，车前子（包煎）30 克，熟地黄 15 克，当归、川芎、白芍药、赤芍药、甘草各 10 克。

制用法：加水煎沸 15 分钟，过滤取液，渣再加水煎 20 分钟，滤过去渣，两次滤液兑匀，分早、晚 2 次服，每日 1 剂。

功效：用于治疗宫颈糜烂。

(方)(五) 博落回治宫颈糜烂

原料：博落回、苦参各 3 克，大黄、黄柏、贯众、苍术各 15 克，生甘草、白芷各 10 克。

制用法：水煎，每日 1 剂，冲洗阴道 2 次。

功效：用于治疗宫颈糜烂。

产后恶露

产后恶露不绝是指产妇分娩后恶露持续 20 日以上仍淋漓不断者，称为"恶露不绝"。本病症主要是由冲任失调，气血运行失常所致。它有虚、实之分，虚即恶露色淡、质稀、无臭味、小腹软而喜按；实即恶露紫黑黯，有块或有臭味，小腹胀而拒按。

 干荷叶治产后恶露不下

原料： 干荷叶 60 克，鬼箭羽 30 克，桃仁 15 克（汤浸，去皮、尖、双仁，麸炒微黄），蒲黄、刘寄奴各 30 克。

制用法： 上药捣筛为散。每服 9 克，以童便 300 毫升，生姜 4 克，生地黄 7.5 克，拍碎，同煎至 180 毫升，不计时候，稍热服。

功效： 破血逐瘀。用于治疗产后恶露不下，腹中疼痛，心神烦闷。

卷荷散治腹疼恶露不绝

原料： 初出卷荷、红花各 60 克，蒲黄纸炒、牡丹皮各 15 克。

制用法： 上为细末，每服 9 克，空心温酒或童便调下。

功效： 用于治疗产后血上冲心，血刺血晕，腹疼恶露不绝。

金银黄汤治恶露不绝

原料： 金银花炭、益母草各 15 克，炒黄芩、炒牡丹皮、炒蒲黄、茜草、焦楂曲各 10 克，党参 12 克，贯众炭 30 克，大黄炭 6 克。

制用法： 每日 1 剂，水煎服。5 剂为 1 个疗程，最多为两个疗程。

功效：用于治疗恶露不绝。

原料：生蒲黄 60 克，醋适量。

制用法：把醋煮沸，放入蒲黄调为糊状服下。

功效：用于治疗恶露不绝。

原料：糖水炒山楂 12 克，醋炒大黄 6 克，生蒲黄、五灵脂各 9 克。

山 楂

制用法：水煎，加陈酒 1 杯和服。

功效：用于治疗产后恶露不下，腹中有块。

原料：生藕 500 克。

制用法：捣汁炖温服。

功效：用于治疗产后恶露不下。

原料：鲜藕 100 克，白糖 20 克。

制用法：先将鲜白嫩藕榨取藕汁，冷藏备用，再将白糖对入藕汁中，冷饮之。

功效：本方适用于血热所致产后恶露不尽。

原料：当归 24 克，炙甘草 1.5 克，草桃仁 11 粒，川芎 9 克，炮姜 1.5 克。

制用法：水煎服。

功效：主治产后恶露不尽，小腹疼痛。

缺 乳

缺乳又称为"乳汁不行"、"乳汁不下",是指妇女分娩3天以后即哺乳期间,乳汁分泌过少或全无乳汁的疾患。常因气血虚弱或气滞血瘀引起。主要表现为乳汁稀薄而少,乳房柔软而不胀痛,面色少华,心悸气短等。药浴治疗本病,有通乳活血之功。

方一 生乳酒

原料:大枣3个,白酒1杯,生姜3片,穿山甲、王不留行各9克。

制用法:将上药用水煎,喝时再把酒倒上,另加白糖1匙,服后出微汗。本方一般服后2～3小时即下乳。

功效:主治妇人乳少或乳汁不下。

备注:本方是福建三明中医张能舜师传秘方。

方二 赤小豆治疗产后缺乳

原料:赤小豆50～100克。

制用法:将小豆洗净,加水700毫升,入锅中,旺火煮至豆熟汤成,去豆饮汤。

功效:用于治疗产后乳房充胀,乳脉气血滞所致的乳汁不行,乳汁分泌过少。

方三 鲤鱼治产后缺乳

原料:鲤鱼1条。

制用法:焙干研末,饭前用酒送服,每次服10克,每日服2次。

功效:用于治疗缺乳。

方四 章鱼猪脚治产后缺乳

原料:章鱼100克,母猪脚1对。

制用法：先将猪脚斩碎，加水煮汤吃。

功效：用于治疗产后缺乳。

 方五 活鲫鱼猪蹄治缺乳

原料：活鲫鱼150克，猪蹄1只。

制用法：炖煨，分2次服。

功效：用于治疗缺乳。

 方六 催乳汤治产后缺乳

原料：紫背金牛干品、猪肉各60克。

制用法：饮汤吃肉。

功效：用于治疗产妇无乳。

 方七 豆腐红糖治缺乳

原料：豆腐120克，红糖30克。

制用法：共煮熟后加黄酒30毫升，食之，每日3次。

功效：用于治疗缺乳。

 方八 猪肝治缺乳

原料：猪肝250克，黄花菜、花生仁各50克。

制用法：炖煨食之，每日1次。

功效：用于治疗缺乳。

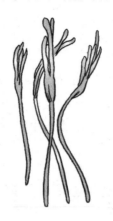

黄花菜

 方九 核桃仁黑芝麻治缺乳

原料：核桃仁50克，黑芝麻100克。

制用法：共研细末用米酒冲服，分2日服完。

功效：用于治疗缺乳。

 方十 活虾治缺乳

原料：活虾60克。

制用法：微炒，用黄酒适量煮熟食之，每日1次，连服3日。

功效：用于治疗缺乳。

回　乳

回乳也叫"断乳"，是指妇女分娩后，婴儿不需要哺乳奶汁时，采取针灸、药物等方法阻断乳汁分泌的一种方法。一般多见于产后妇女，在回乳过程中可伴有回乳胀痛症状。

 红花当归汤治回乳

原料：红花、当归、赤芍药、怀牛膝各 15 克，炒麦芽、生麦芽各 60 克。

制用法：水煎服。

功效：用于治疗产后不欲哺乳者。

方二　陈皮甘草汤治回乳

原料：陈皮 30 克，甘草 15 克。

制用法：每日 1 剂，水煎服。

功效：用于治疗回乳。

 蒲公英治回乳

原料：蒲公英 15 克。

制用法：每日 1 剂，水煎 2 次，共得药液 300 毫升，分 2～3 次服。

功效：用于治疗回乳。

方四　豆豉炒饭治断奶后乳胀

原料：豆豉 60 克，食油、熟米饭各适量。

制用法：锅内放入油待热，先炒豆豉后下米饭。食用。

功效：下气，解郁。用于治疗断奶后乳房胀痛，服后奶水即回。

方五　花椒红糖水回乳断奶

原料：花椒 20 克，红糖 80 克。

制用法：花椒加水 400 毫升，浸泡 4 小时后煎至 250 毫升，捞去花椒不用，加入红糖。于断奶当天 1 次服下，可连服 3 日。

功效：用于治疗断奶。

 莱菔子治回乳

原料：炒莱菔子 30 克。

制用法：上药打碎，水煎分 2 次温服。若效果不明显时，可服第 2 剂。

功效：用于治疗回乳。

 蒲公英汤治回乳

原料：番泻叶 3 克，蒲公英 30 克。

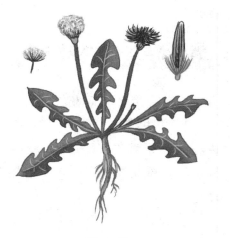

蒲公英

制用法：开水浸泡 10 分钟，1 日内分 2 次服下。

功效：用于治疗妇女泌乳过多或因其他原因不能哺乳，需要回乳者。

 神曲汤治回乳

原料：蒲公英、神曲、麦芽各 60 克。

制用法：水煎服。

功效：用于治疗回乳。

 麦芽汤治回乳

原料：生麦芽 60 克。

制用法：水煎服。

功效：用于治疗妇女哺乳期断乳或乳汁淤积所致的乳房胀痛。

 炒麦芽回乳

原料：麦芽 100 克。

制用法：将麦芽洗净，晾干，置锅内干炒至焦脆，研成粉末。用开水送服，每次 25 克。

功效：开胃消食，下气，回乳。用于治疗小儿断奶后母亲乳房胀痛、乳汁淤积，服后奶水即回。

急性乳腺炎

急性乳腺炎是由细菌感染引起的乳腺组织急性化脓性病变，多见于哺乳期和初产后 3～4 周的妇女，由致病菌金黄色葡萄球菌、白葡萄球菌和大肠埃希菌引起。病初仅表现为乳房部红肿热痛，如处理不及时，可形成脓肿、溃破或瘘管。常伴有皮肤灼热，畏寒发热，患乳有硬结触痛明显，同侧腋窝淋巴结肿大等症状。中医学谓之乳痈、吹乳。主要由于情绪不畅，肝气不舒，导致经络阻塞，气血瘀滞而发病。

方一 神效二皮汤

原料：陈皮 16 克，青皮 9 克，甘草 6 克。

制用法：水煎 2 次，每日 1 剂，分 3 次服。

功效：用于治疗乳腺炎。

备注：本方是安徽巢湖市中医院杨陆三经验良方。

方二 董乳方

原料：生半夏 3 克，白芷、北细辛各 0.6 克。

制用法：上药共研末，分次以药棉裹塞鼻孔（与患侧交叉）。

功效：用于治疗乳腺炎初起，红肿疼痛。

备注：本方是长沙坪塘卫生院原老中医杨炳南家传经验良方。

方三 生半夏治急性乳腺炎

原料：生半夏适量。

制用法：生半夏晒干，研成细末，入瓶备用。以药棉包裹生半夏粉 0.5 克，塞患乳对侧鼻孔。

功效：用于治疗急性乳腺炎。

方四 蒲公英治急性乳腺炎

原料：蒲公英、金银花、全栝楼各25克，连翘、柴胡各15克，青皮、陈皮、王不留行、黄芩各10克，路路通12克，恶露未尽加益母草25克。

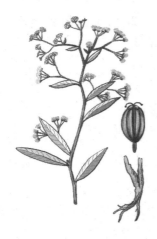

柴　胡

制用法：水煎服，每日1剂，分早、晚2次服。

功效：用于治疗急性乳腺炎。

 方五 野葡萄根治急性乳腺炎

原料：新鲜野葡萄根适量。

制用法：将新鲜野葡萄根之内皮切碎，捣烂，加入适量食醋拌匀，外敷于患处，每日2次。

功效：用于治疗急性乳腺炎。

方六 仙人掌治急性乳腺炎

原料：鲜仙人掌60～100克，白矾5～10克。

制用法：将仙人掌用火炭烙去毛刺，捣碎，与白矾细末混匀，加入适量清水调成泥状，敷贴患处，用纱布包好固定。每日更换1次。

功效：用于治疗急性乳腺炎。

方七 桃仁朴硝治乳痈

原料：桃仁30克，青黛15克，朴硝20克，蜂蜜适量。

制用法：将前2药放入蒜臼或粗瓷碗中，以木杵捣烂，再入蜂蜜同捣，成为稀膏状待用。将乳痈外消膏摊于比红肿范围稍大的纱布上，贴在患部，外以橡皮膏固定，每1～2日换1次，连续5次为1个疗程。

功效：用于治疗乳痈。

产后诸症

产后诸症是孕妇产子后出现的一系列综合性疾病。包括胞衣不下、产后血晕、产后血不下、产后虚弱、产后无乳、乳汁自出、产后阴脱、产后风湿痛、冒虚汗等症，常因气血亏虚、气虚血脱、表虚不固等所致，如不及时调护将诱发其他疾患。

方一 滋阴止痛丸

原料： 胡桃去皮 12 个，酒炒杜仲 500 克，补骨脂 25 克。

制用法： 将上药研为细末，炼蜜为丸，如梧桐子大。每服 60 丸，每日 2 次，用淡醋汤送下。

功效： 主治妇女产后肾虚各种腰疼痛。

备注： 本方是湖南湘潭市名老中医谷乐氏家传民间秘方。

方二 济阴益母丸

原料： 益母草 250 克，赤芍药 25 克，当归 22 克，木香 16 克。

制用法： 共为细末，炼蜜为丸，如弹子大。小儿童便、黄酒、米汤为引。冲一丸服下，每日 2 次。

功效： 主治产后肚子疼、手脚麻木等病症。

备注： 本方是河北保定名中医黄友信介绍的经验良方。

方三 牛膝汤治胞衣不下

原料： 牛膝、瞿麦各 200 克，当归 150 克，通草 300 克，滑石（包煎）40 克，冬葵子 250 克。

制用法： 以水 9 升，煮 3 升，分 3 服。若衣不下，腹满，即有生命危险。

功效：用于治疗胞衣不出，脐腹坚胀，急痛即有生命危险。

方四 川芎治产后血崩

原料：川芎、当归、芍药各等份。

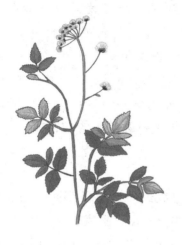

川　芎

制用法：上药咀嚼，每服20克，或以水1.5盅，煎至7分，去渣，无时热服。

功效：用于治疗产后血崩，眩晕，不知人事。

方五 附子炮治胞衣不下

原料：附子炮25克，牡丹皮50克，干漆0.5克，碎之，炒尽烟。

制用法：上为末，以酽醋1升，大黄末50克，熬成膏，和药丸如梧桐子大。温酒吞5～7丸，不拘时。

功效：用于治疗血入胎衣，衣为血胀不得下。

方六 锦纹大黄治产后恶血冲心

原料：锦纹大黄50克，为细末，酽醋0.5升。

制用法：同煎如膏，丸如梧桐子大，患者用醋3.5毫升，化5～7丸服之，须臾血下即愈。

功效：用于治疗产后恶血冲心，胎衣不下，腹中血块。

避　孕

　　避孕是一种通过人为手段，在保证身体健康和生育功能不受损害的原则下，使妇女暂不受孕的方法。临床上除通过器械（如避孕膜、套）和手术（如结扎、安环）等避孕外，药物避孕最为常见。由于西医中的避孕药片对乳房或生殖系统长癌妇女、发育中的女性、哺乳中的母亲、肝脏不好的女性和血栓栓塞症的妇女都不宜服用，且高血压、糖尿病、癫痫、偏头痛、严重气喘和有烟瘾的妇女，在服用避孕药后，会增加中风的概率，因此中药避孕更为理想。

方 一　棕树根避孕

　　原料：棕树根90克，荔子花60克，苋兰花草根90克，藕节根60克，猪小肠2000克。

　　制用法：以上几味药洗净和猪小肠煎煮取汁，每日服3次，每次100毫升，4日为1个疗程。

　　功效：用于妇女避孕。

方 二　零陵青避孕

　　原料：零陵青30克。

　　制用法：将上药研为细末，

候月经过后，每日空腹6克，白酒冲服，5日服完。

　　功效：用于妇女避孕，服本方1剂后，可避孕1年，如需再避孕，1年后可再服。

方 三　带柄柿蒂避孕

　　原料：带柄柿蒂4～7枚，黄酒30毫升。

　　制用法：将柿蒂在瓦片上焙干存性，压成粉。在月经干净后2天内用黄酒送服，服1次可避孕1年。

　　功效：避孕。

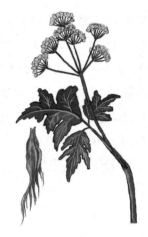 油菜籽配中药避孕

原料：油菜籽 20 克，生地黄、白芍药、当归各 15 克，川芎 5 克。

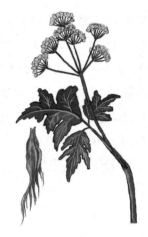

当　归

制用法：以水煎之。于月经净后，每日服 1 剂，连服 3 日，可避孕 1 个月。如制成丸剂，连服 3 个月，可长期避孕。

功效：避孕。

 紫茄花避孕

原料：紫茄花 14 朵（含苞未放的），黄酒适量。

制用法：将紫茄花置新瓦上焙干，研成细末。于产后或月经来潮之后用黄酒一次送服，每日 1 次，连服 7 日。

功效：避孕。

 黑木耳红糖膏避孕

原料：黑木耳 500 克，红糖、黄酒各适量。

制用法：将黑木耳煮至极烂，加红糖再煮浓缩成膏，空腹时加黄酒冲服，每日 2 次，于经后 3～7 天内服完。

功效：避孕。

女子不孕

　　育龄夫妇同居2年以上，因女方病理原因而不能生育的，称为女子不孕。女子不孕分为原发不孕和继发不孕。有正常性生活、配偶生殖功能正常，未避孕而不受孕者，为原发性不孕；如果曾一度怀孕，但此后就未能受孕为继发性不孕。女性不孕的原因有生殖道堵塞、生殖道炎症、卵巢功能不全和免疫因素等。此外，严重的生殖系统发育不全或畸形、全身性疾病、营养缺乏、内分泌紊乱、肥胖病、神经系统功能失调等，也会影响卵巢功能和子宫内环境而导致不孕。

 椒附散治不孕症

　　原料：食盐 30 克，川椒、熟附子各 15 克，生姜 5～10 片，艾炷 21 壮（如黄豆大）。

　　制用法：先将食盐研细末等用，次将川椒、附子共研细末，贮瓶备用。用时先取食盐15～30 克填入患者的脐孔内，取艾炷置食盐上点燃灸 7 壮，继之去除脐中食盐，再以川椒、附子末填入脐孔内，以生姜片覆盖于脐上，再用艾炷置脐上灸之，连续灸 14 壮。每日如上填药艾炷灸 1 次，7 日为 1 个疗程。

　　功效：温通经络。

　　备注：引自《外治汇要》。

 狗头散治不孕症

　　原料：全狗头骨 1 个。

　　制用法：将狗头骨砸成碎块，焙干或用砂炒干焦，研成细末。服药前测基础体温，有排卵的体温曲线呈双相型，即月经后 3～7 日开始服药。每晚临睡时服狗头散 10 克，黄酒红糖为引，连服 4 日为 1 个疗程。忌食生冷。未成孕者，下次月经过后再服。连用 3 个疗程而无效者，改用他法治疗。

功效：用于治疗不孕症。

备注：全狗头骨散治疗不孕症，作用机制不明，有待进一步探讨，可能是狗头骨和狗肉为热性，故对宫寒、子宫发育欠佳，不能受孕者有效，对其他型和器质性病变不孕者则欠佳。

 菟丝子治女子不孕

原料：菟丝子 18 克，杜仲、覆盆子各 15 克，吉林参 6 克，延胡索 10 克，鹿角霜 30 克，当归 12 克，白芍药 10 克。

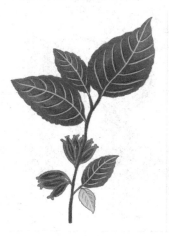

杜 仲

制用法：水煎服，每日 1 剂。

功效：补肾益气，滋养冲任。用于治疗妇女不孕症，证属肾气不充者。

 当归知母治女子不孕

原料：当归 7.5 克，知母 15 克，川芎 10 克，甘草 5 克。

制用法：一碗半的水煎之，分服，每月来经前后各服 1 剂。

功效：用于治疗女子不孕，不出数月便能受孕。

 鸡血藤治痛经不孕

原料：鸡血藤 30 克，桃仁、车前子各 15 克，当归、木香、艾叶、焦山楂、焦神曲、焦麦芽、佛手各 10 克，三棱、莪术、泽泻各 6 克，川续断 12 克，杜仲 18 克。

制用法：月经前 3 日开始服药，每日 1 剂，水煎，分 2 次温服。

功效：用于治疗痛经不孕。

秘治男科病

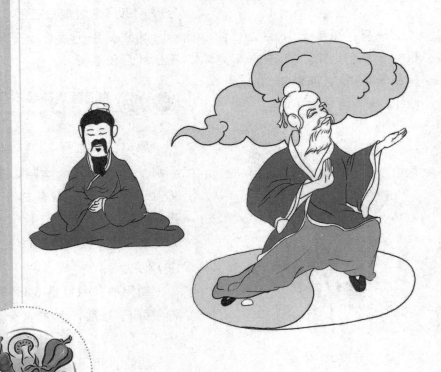

本章看点 ▼

阳痿

阳痿是指在性交时阴茎不能勃起或举而不坚，不能进行性交而言的一种性功能障碍病发现象。正常情况下，性兴奋刺激从高级中枢神经传导到勃起中枢，勃起神经（盆神经）传导到阴茎海绵体神经丛引起海绵体充血、勃起。发生阳痿的原因是多方面的，多数是因为神经系统功能失常而引起，往往有头昏眼花、头痛脑胀、腰酸背痛、四肢无力、失眠、出冷汗等。另外一些肿瘤、损伤、炎症等也可引起神经功能紊乱而导致性功能衰退。有的则可能由于内分泌系统的疾病、生殖器本身发育不全或有损伤、疾病而引起。

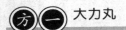 大力丸

原料：高丽参、淫羊藿、仙茅、沙菀、蒺藜、芦把子、生薏苡仁各 31 克，山萸肉、巴戟天、锁阳、菟丝子各 19 克，阳起石 16 克。

制用法：上药研为细末。羊肾一对水内烫硬，不可熟，剥去外皮，晒干研为细末与上药合并调为蜜丸，每丸 9 克。早、晚各服 1 丸，开水送服。

功效：主治阳痿。

备注：本方是河南漯口中医金玉湘家传秘方。

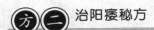 治阳痿秘方

原料：白术、熟地黄、巴戟天各 31 克，力参、黄芪各 17 克，山萸肉 9 克，北五味、肉桂、远志、柏子仁各 3 克。

制用法：水煎服，每日 1 剂。

功效：主治阳痿。

备注：本方是陕西省中医研究院原老中医李紫荣家传秘方。

方三 **淫羊藿水泡脚治阳痿**

原料：鲜淫羊藿 250 克。

制用法：将上药加清水适量，煎煮 30 分钟，去渣取汁，与 2000 毫升开水一起倒入盆中，先熏蒸阴部，待温度适宜时泡洗双脚，每天早、晚各 1 次，每次熏泡 40 分钟，10 日为 1 个疗程。

功效：适用于阳痿。

方四 **人参肉苁蓉治阳痿**

原料：人参、淫羊藿、肉苁蓉、枸杞子各 30 克。

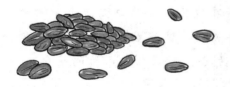

枸 杞

制用法：上药研细末，炼蜜为丸，每粒 2 克，每服 1 粒，每日 2～3 次。或用白酒 500 毫升泡 2 周后，每服 5～10 毫升，每日 2～3 次。

功效：补肾壮阳，强阴益精。用于治疗阳痿阴冷，性欲减退，未老先衰，神疲乏力。

 方五 **蛤蚧治阳痿**

原料：蛤蚧 1 对，九香虫 20 克。

制用法：共研末，每次服 2～3 克，每日 1～2 次。

功效：用于治疗阳痿。

 方六 **韭菜子鸡内金治阳痿**

原料：韭菜子 60 克，鸡内金 30 克。

制用法：共研末，每次服 2～3 克，每日 1～2 次。

功效：用于治疗阳痿。

 方七 **枸芡莲药汤治阳痿**

原料：枸杞子、芡实、莲子、山药各 30 克，山茱萸、覆盆子各 12 克，五味子 10 克。

制用法：水煎服，每日 1 剂。

功效：用于治疗阳痿、早泄。

遗 精

遗精是指在非性交活动时精液自行射出的一种疾病，一般一周数次或一夜几次者为病理状态。其中有梦而遗者，称为梦遗；无梦而遗，甚至清醒时精自出者，称为自泄滑精，常伴有头晕、耳鸣、精神委靡、腰酸腿软、疲乏无力等症状。该病为男性性功能障碍最常见疾病，主要是皮质中枢、脊髓中枢功能紊乱，以及因生殖系统疾病而反应为遗精，如重症性神经衰弱、包皮垢炎、包皮龟头炎、后尿道炎、前列腺炎、精囊炎、精阜炎等均可引起此病。另外，某些慢性病、体质过于虚弱等，也可引起遗精。中医学上遗精属精关不固，或君相火旺，湿热下注，扰动精室而引起。无论梦遗或自泄，皆起因于肾水虚衰。此病有新旧轻重之分，新病体实者多梦遗，较轻；久病体虚者多滑精，较重。按病因不同，本病又分：①湿热下注型：表现为遗精难止，小便时精液流出，口苦口渴，小便黄赤，茎中痒痛，尿有余沥，舌质红，苔黄腻，脉濡数。②肾虚不固型：表现为滑精不禁，阳痿早泄，龟头发冷，形寒自汗，面色苍白，神疲乏力，夜尿频多，腰膝酸痛，舌淡苔白，脉沉细。

方 一 治遗精方

原料：韭菜子、菟丝子、桑螵蛸、巴戟肉、川杜仲、莲子肉各等份。

制用法：上药研为细末，炼蜜为丸，如梧桐子大。每晚服9克，连服1个月。

功效：适用于阳虚精关不固者，属相火炽盛者慎用。

备注：本方是民间秘方，经南通市老中医曹向平试用有效。

方二　二苓丸

原料：赤茯苓、远志、茯苓、龙骨（煅）、牡蛎（煅）各13克。

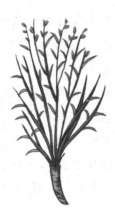

远　志

制用法：共为细末，酒糊为丸，每丸重9克，每日2次，用盐汤送下1丸。

功效：主治遗精。

备注：本方是辽宁锦州市中医张晓光家传秘方。

方三　鸡蛋壳柏叶治遗精

原料：鸡蛋壳30克，侧柏叶20克，甘草6克。

制用法：水煎服，每日2次。

功效：用于治疗遗精。

方四　芡实山药治遗精

原料：芡实、山药各30克，莲子15克，炒酸枣仁9克，党参3克。

制用法：药用水适量，慢火煮，服汤，再用白糖15克拌入药渣中同服，每日如此。

功效：本方健脾、补肾、固精，适用于遗精。

方五　柿蒂枣仁治遗精

原料：柿蒂12克，酸枣仁24克，百合20克。

制用法：水煎服，每日2次。

功效：用于治疗遗精。

方六　海螵蛸五倍子治遗精

原料：密陀僧、五倍子各3克，海螵蛸4克。

制用法：上药共研极细末，筛去粗末备用。每晚临睡前，用少许撒龟头上，如果包茎，即用凡士林少许擦龟头上，微润后，再撒药末，其夜精可不遗。

功效：用于治疗遗精。

早　泄

　　早泄是指男子在性交时阴茎尚未接触阴道就自行射精或一经接触就立即射精的现象（一般青壮年男性在性交2～6分钟射精）。它多由精神过度紧张或严重神经衰弱所引起，手淫也是其诱因之一。除适当服用镇静药外，需解除顾虑，正确对待性生活，戒绝手淫，增强体力锻炼和体育疗法等。中医学认为，兼见面色苍白，精神委靡，腰酸腿软，舌淡，脉沉弱者，多由命门火衰，肾气不固所致，治宜温肾、益精、固涩等法。兼见面红升火，咽干口燥，腰脊酸楚，舌红少津，脉弦细而数者，多由肾虚火旺所致，治宜滋肾、降火、固精等法。

方一　知柏三子汤（丸）

　　原料：知母、黄柏各10克，五味子6克，金樱子、枸杞子各10克。

　　制用法：每日1剂，煎2遍和匀，早、晚分服，或研细末炼蜜为丸，每粒10克，每服1粒，每日2次。

　　功效：知母、黄柏滋肾阴泻相火；五味子、金樱子固肾涩精；枸杞子补肾益精。

　　备注：适当节制房事，加强体格锻炼。

方二　芡实莲子饭治遗精早泄

　　原料：大米500克，莲子50克、芡实各50克。

　　制用法：将大米淘洗净。莲子温水泡发，去心去皮。芡实也用温水泡发。大米、莲子、芡实同入锅内，搅匀，加适量水，如焖米饭样焖熟。食时将饭搅开，常食有益。

　　功效：健脾固肾，涩精止遗。用于治疗阳痿不举、遗精、早泄和脾虚所致的泄泻等。

方 三 核桃韭菜子汤治疗阳痿

原料：核桃仁 15 克，韭菜子 10 克。

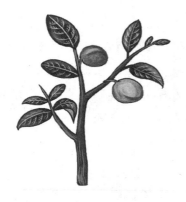

核 桃

制用法：核桃仁捣成小颗粒，加水 250 毫升，与韭菜籽 10 克同煮熟，去渣滤汁，加黄酒少许冲服。

功效：壮阳强腰，固精。适用于肾虚阳痿、遗精、早泄。

方 四 附子治肾气不固型早泄

原料：附子、肉桂各 6 克，熟地黄、山萸肉各 9 克，茯苓 10 克，泽泻、山药各 12 克，丹皮 10 克。

制用法：水煎服，每日 1 剂，分 2 次服。

功效：本方益肾固精，适用于肾气不固所致的早泄。

方 五 人参治心脾虚损型早泄

原料：人参、白术各 9 克，黄芪 12 克，当归 10 克，茯神 9 克，远志、酸枣仁各 6 克，龙眼肉 12 克，木香、甘草各 6 克。

制用法：水煎服，每日 1 剂，分 2 次服。

功效：本方补益心脾，适用于心脾虚损所致的早泄。

方 六 狗肉治早泄

原料：狗肉 500 克，八角、小茴香、桂皮、生姜、大蒜、胡椒面、精盐各适量。

制用法：将狗肉入清水中净洗几遍，切小块，用开水烫一下，入热油锅中炸至金黄捞出。另取沙锅 1 只，倒入狗肉及八角、茴香、桂皮、大蒜、生姜。加水浸没，旺火烧沸，转文火烧 2 小时，调入精盐，胡椒面，稍焖即成。

功效：本方温阳祛寒，补虚健脾。适用于脾胃虚寒，气怯食少，胸腹胀满及肾虚下寒、腰膝酸软、阳痿、早泄者。

性欲低下

性欲低下是指在性刺激下，没有进行性交的欲望，对性交意念冷淡，而且阴茎也难以勃起的一种性功能障碍。本病发生的原因，西医认为和大脑皮质功能紊乱、内分泌系统的疾病、药物等有关。而中医学则认为，与人体脾肾阳虚、命门火衰有很大关系。

 地榆根治性欲低下

原料：地榆根30克。

制用法：泡酒或水煎服，或干品研末，每次吞服3克。

功效：本方治疗同房中受惊恐，或同房后双侧少腹疼痛、面黄肌瘦、全身无力、不思饮食、性功能低下者。

 熟地黄治性欲低下

原料：熟地黄、山药、山茱萸、枸杞子、鹿角胶、菟丝子、杜仲、当归、肉桂、巴戟肉、肉苁蓉、黄狗肾等各适量。

制用法：水煎服，每日1剂，分2次服。

功效：本方温阳益肾，填精补血，适用于性欲减退，遗精，阳痿。

 麻雀治性欲低下

原料：麻雀50只，蛇床子150克。

制用法：先将麻雀杀死去毛及内脏，煮烂去骨，然后与蛇床子煎熬成膏，炼蜜为丸，每丸9克，每日2次，每次服1～2丸，温开水送服或酒送服。

功效：本方补肾助阳益气，适用于因肾阳虚衰、性欲减退之阳痿。

方四 牛鞭治性欲低下

原料：牛鞭1根，韭菜子25克，淫羊藿、菟丝子各15克，蜂蜜适量。

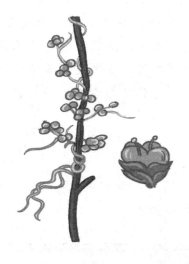

菟丝子

制用法：将上药焙干为末，蜜为丸，黄酒冲服。

功效：本方补火助阳，适用于性欲低下、阳痿诸症。

方五 韭菜子治性欲低下

原料：韭菜子、女贞子、菟丝子、枸杞子、五味子、覆盆子、巴戟天、淫羊藿、蛇床子、鹿角霜各适量。

制用法：水煎服，每日1剂。

功效：本方温肾壮阳，适用于性欲低下，厌倦房事。

方六 蛇床子治性欲低下

原料：蛇床子末90克，菟丝子（取汁）150毫升。

制用法：将2味药相合，外涂于阴茎上，每日5遍。

功效：本方温肾壮阳，适用于肾阳不足，性欲低下，阳痿。

方七 阳起石治性欲低下

原料：阳起石、蛇床子、香附子、韭菜子各30克，土狗（去翘足煅过）7个，大枫子3克（去壳），麝香、硫磺各3克。

制用法：将药研末，炼蜜为丸，指顶大，以油纸盖护贴脐上，用绢袋子缚住。

功效：本方补火助阳，适用于肾阳虚衰，命火不足的性欲低下，阳痿。

附睾炎

附睾炎是常见的男性生殖系统疾病之一。有急性和慢性之分。急性附睾炎多继发于尿道、前列腺或精囊感染；慢性附睾炎常由急性期治疗不彻底而引起。本病中医属于痈范围，临床表现多为突然发病，阴囊内疼痛、坠胀，并伴有发热、恶寒等全身感染症状，疼痛可放射至腹股沟、下腹部及会阴部。

方 一 蝉蜕汤治睾丸炎

原料：蝉蜕10克，冰片1克。

制用法：将蝉蜕加水300毫升，文火煎10分钟，下火后趁热将冰片捻碎加入药液中，随即熏洗患处，注意水温适度，以免烫伤。

功效：用于治疗睾丸炎或附睾炎，鞘膜积液肿胀等。

方 二 白茅根汤治附睾炎

原料：白茅根100克，青苔30克，酸浆草50克，苦菜根30克，鸡蛋1个。

制用法：煎汤浸洗患部。

功效：清热祛湿，用于治疗附睾炎。

方 三 红花黄芩散治附睾炎

原料：红花、姜黄、川楝子各5克，朱砂3克，巴豆6克，黄芩5克，蜂蜜适量。

制用法：将以上6味研成细末，过筛，用蜂蜜调成糊状，外敷。每日1次。

功效：消炎止痛，用于治疗附睾炎。

方 四 桑螵蛸散治附睾炎

原料：桑螵蛸30克，大黄、

白芷、蟾酥、陈醋各适量。

制用法：研末为糊状外敷。

功效：用于治疗附睾炎。

 芦荟菖蒲散治附睾炎

原料：芦荟 30 克，白相思豆 20 克，胡椒 10 克，丁香、豆蔻各 30 克，石菖蒲 35 克，姜汁适量。

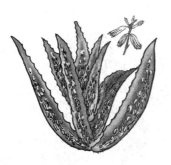

芦　荟

制用法：将上 6 味药研粉后，加姜汁拌匀，用棉花蘸药涂搽患部。每日早、晚各 1 次。

功效：疏肝散寒，祛湿消肿。

方 六　清睾汤治急性附睾炎

原料：龙胆草 15 克，车前仁 30 克，生地黄 20 克，柴胡 12 克，萆草 60 克，大黄（后下）9 克，橘核、枳实各 12 克，荔枝核（打）15 克，五灵脂 12 克，海藻 30 克，昆布 20 克，川楝子 15 克，桃仁、广香各 12 克，地龙 15 克。

制用法：以上诸药，用水 800 毫升煎取汁 500 毫升，分 3 次饭后频服。

功效：清热泻火，利尿除湿，软坚散结，行气止痛。用治急性睾丸炎、急性附睾炎，症见起病急骤，初期仅感阴囊胀痛不适，不久出现肿胀和剧烈疼痛，有的伴有恶寒发热，身软乏力，口渴，小便短赤等，并有小便刺痛，少腹痛，会阴不适症状。肿大的阴囊质地坚硬，有明显触痛。

第八章 DIBAZHANG

秘治儿科病

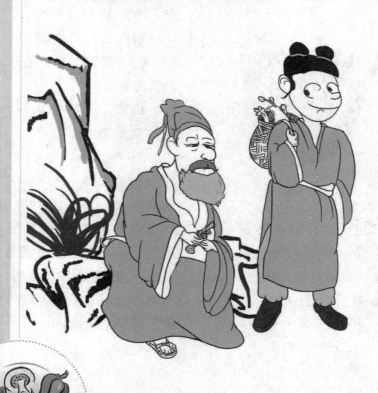

本章看点 ▽

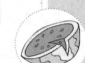

新生儿黄疸

新生儿黄疸是新生儿期常见的临床症状。分为生理性和病理性两大类。生理性黄疸一般在生后2～3日出现，7日左右消退，婴儿情况一般良好。病理性黄疸则原因较多，在生后36小时内出现者，多为母子血型不和的溶血症；生后数日至数周内出现，多为新生儿肝炎综合征、败血症、胆汁淤积综合征或先天性胆管闭锁等疾病。表现为面部及周身皮肤黄染，分泌物也可呈橘色。溶血性黄疸多呈橘黄色，梗阻性黄疸多呈灰黄色或黄绿色，如有感染可伴发热，精神委靡，纳乳减少，可有肝脾肿大，溶血性黄疸还可见面色苍白的贫血貌，呼吸急促。

方 一 鱼腥草治黄疸

原料：鱼腥草156～188克。

制用法：水煎服，待温时服用。

功效：本方主治黄疸发热。

备注：本方也可用于治疗小儿胆囊炎。

方 二 宝塔菜、积雪草治黄疸

原料：宝塔菜根、积雪草各31克，茵陈蒿9克，黄栀子6克。

制用法：用水煎汤服下。

功效：本方主治新生儿黄疸。

备注：本方是民间秘方。

方 三 糯稻根治疗新生儿黄疸

原料：稻草根1把。

制用法：洗净，水煎，每次服1～2匙，随时服用，每日1剂，连服数日至痊愈。

功效：用于治疗新生儿黄疸。

原料：生麦芽 9 克，茵陈12～15克，金钱草 9 克，穿肠草6 克，通草、黄柏各 3 克。

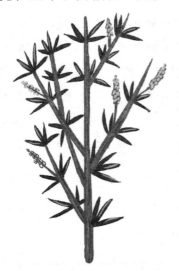

茵　陈

制用法：水煎服。随证加减。

功效：用于治疗婴幼儿黄疸。

方五 云南白药治疗新生儿脐炎

原料：药店买回的云南白药适量。

制用法：将患儿脐部的分泌物用消毒的盐水棉球擦拭干净，将云南白药均匀撒布患处，用干净纱布盖好，固定。

功效：对脐炎疗效很好。

方六 茵陈汤治疗新生儿黄疸

原料：茵陈 6 克，大枣5 个。

制用法：水煎，随时服用，每日 1 剂，连服 1 周左右，直至黄疸消退。

功效：用于治疗新生儿黄疸。

方七 丹参治新生儿迁延性黄疸

原料：绵茵陈、丹参各 15克，车前子（包煎）6 克，甘草3 克。

制用法：每日 1 剂，水煎至80～100 毫升，分 3～5 次口服。

功效：用于治疗新生儿迁延性黄疸。

小儿感冒发热

儿童对外界环境适应力差，当受到外邪袭扰时，就会发热。小儿发热时面红唇红，或者五心热，或者小便少，或者烦躁不安。根据病因，小儿热分为表、里、虚、实、壮、昼、夜、潮、惊、积、余、烦、骨蒸、五脏以及表里俱热或半表半里热等各种不同表现，情况复杂。感冒发热是由外部风邪袭侵导致，可伴有呕吐、惊风等风寒、风热症状。小儿感冒后头痛、鼻塞、流涕、咳嗽等就会出现发热。

方一 姜葱饮治小儿感冒

原料：老姜、葱白、黑糖各适量。

制用法：将姜拍碎，加上黑糖，用2碗水煮成1碗半，关火前把切好的葱白倒入。趁热用药液热气熏小儿鼻子（置于小儿鼻子下让热气真接熏鼻子）3～5分钟，然后倒出姜葱汤，让小儿服用。3岁以下者只能少量服用，多采用熏鼻法。每隔3～4小时熏1次，每天至少3～4次。

功效：有效治疗小儿感冒病症。

备注：本方是民间秘方，成人亦可用。

方二 竹沥退烧

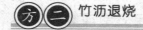

原料：竹沥50毫升。

制用法：将竹沥煎煮数沸，1次服下，每日2～3次。

功效：用于治疗小儿发热。

方三 空心菜荸荠退烧

原料：空心菜、荸荠各500克。

制用法：水煎，代茶饮。

功效：用于治疗小儿发热。

方 四 黄瓜叶白糖退烧

原料：鲜黄瓜叶1000克，白糖500克。

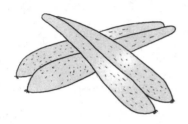

黄 瓜

制用法：将黄瓜叶洗净水煎1小时，去渣以文火煎煮，浓缩至将要干锅时停火，冷却后拌入白糖混匀晒干，压碎装瓶备用。每次10克，以开水冲服，每日3次。

功效：退热，用于治疗小儿发热。

方 五 瓜皮白茅根退烧

原料：西瓜皮100克，白茅根30克。

制用法：水煎服，每日2～3次。

功效：清热凉血。用于治

疗小儿发热。

方 六 柴胡野菊花退烧

原料：柴胡12克，野菊花10克。

制用法：水煎服，每天2次。

功效：用于治疗小儿发热。

方 七 芦根竹叶汤退高烧

原料：鲜芦根100克，鲜竹叶50克。

制用法：将芦根、竹叶煎水1碗。服下即退热。

功效：用于治疗高热不退。

方 八 蜜渍桑叶汤治小儿热病

原料：桑叶（不拘多少）、生蜜各适量。

制用法：用生蜜涂桑叶，线串阴干，搓碎。水煎内服。

功效：用于治疗小儿热病、烦渴。

方 九 黄连粉敷肚脐退热

原料：黄连粉、牛黄粉各适量。

制用法：用黄连粉、牛黄粉敷在肚脐上。

功效：用于退热。

小儿咳嗽

咳嗽是小儿肺部疾患中的一种常见症候。有声无痰为咳，有痰无声为嗽，有声有痰则称咳嗽。一年四季均可发病，但以冬春为多，外界气候冷热的变化常能直接影响肺脏，加之小儿体质虚弱，很容易患病。

方一 桃花散治支气管炎

原料：石膏（先煎）9克，川贝母15克，朱砂3克。

制用法：分别研细，过100目筛，然后混合均匀，备用。1岁内0.25～0.3克；2～3岁0.5～0.75克；4～5岁1克；6岁以上1.5～2克。

功效：清宣肺热，止咳化痰，平喘利尿，镇静安神。

备注：本方石膏清热平喘，川贝润肺止咳化痰，朱砂镇静安神，达到缓解支气管痉挛，纠正缺氧的目的，起到抗生素对病毒无效的作用，因而显效率90%以上，且无副作用。婴幼儿可把药粉放在乳头上吮吸，较大患儿配麻杏石甘汤效果更快，更好。

方二 白茅根治小儿咳嗽

原料：白茅根10～20克，侧柏叶6～15克，蝉蜕、杏仁各4～8克，川贝母5～9克，甘草2～5克，板蓝根10～24克。

制用法：水煎服，每日1剂。

功效：清肺化痰，轻宣止咳。用治小儿上呼吸道感染咳嗽。

方三 黄连治小儿咳嗽

原料：黄连1.5～6克，芦根12～30克，桔梗6～10克，炙麻绒6～12克，炙金沸草9～15克，炙百部6～10克，炙款冬花、炙前胡各6～12克。

制用法：水煎服，每日1剂。

功效：清心泻肺，宣肺降逆，化痰止咳。

 方四 桑叶治小儿咳嗽

原料：桑叶、菊花、杏仁各适量。

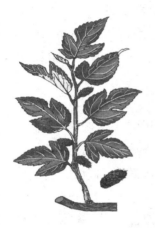

桑　叶

制用法：水煎加白糖服用。

功效：用于治疗小儿咳嗽。

 方五 黄芩治小儿咳嗽

原料：黄芩、黄连各12克，大黄6克。

制用法：研细末，调白酒敷贴胸部。

功效：用于治疗小儿咳嗽。

 方六 川贝母治小儿咳嗽

原料：川贝母10克，鹿茸血末10克，冰糖50克，雪梨1枚。

制用法：将梨去皮切片，川贝母、鹿茸血末面撒布中间，文火炖熟后，入冰糖待溶化，每日分3次将汁饮下，并食梨片。

功效：清肺宁嗽化痰，用于治疗小儿咳嗽。

 方七 百部治小儿咳嗽

原料：百部、白前、紫菀、杏仁、乌梅、枇杷叶各15克，青黛5克。

制用法：水煎煮，分次服用。

功效：用于治疗久咳而见小儿消瘦。

小儿痢疾

痢疾是一种由痢疾杆菌引起的肠道传染病。痢疾杆菌可随食物通过污染的手、玩具、餐具等进入胃肠道，引起小儿痢疾。多见于2～7岁平素营养好、体格健壮的儿童。好发于夏秋季。表现为突起高热、面色苍白、四肢冰凉、嗜睡、精神委靡或惊厥等。小儿痢疾的特点是起病急骤，感染中毒症状严重，病情恶化快，病死率高。

方一　大枣汤治久痢不止

原料：红糖 60 克，大枣5 枚。

制用法：煎汤服。

功效：治痢有神效。

备注：本方健脾温中，大建中气，并有活血之功。用此方治久痢不止的虚寒痢甚效。

方二　大蒜治痢疾肠炎

原料：大蒜 1 头，白糖20 克。

制用法：大蒜去皮切细末，用白糖拌和。每日早晚各 1 次，饭前吞服，连用 7～10 日。

功效：杀菌解毒。

备注：如系菌痢，同时用大蒜液灌肠则效果更佳。

方三　车前草汤治细菌性痢疾

原料：车前草 60 克。

制用法：全草煎水服，每日 1 次。

功效：清热除湿，止泻。用于治疗细菌性痢疾。

方四　鸡冠花汤治细菌性痢疾

原料：红鸡冠花、白鸡冠花各 100 克。

制用法：水煎服，每日 3 次。

功效：用于治疗细菌性痢疾。

方五 花椒汤治小儿痢疾

原料：花椒 1 撮。
制用法：水煎服。
功效：用于治疗小儿痢疾。

方六 黄连槟榔治痢疾

原料：黄连 15 克，槟榔、巴豆、木香各 3 克，淡豆豉 30 克。

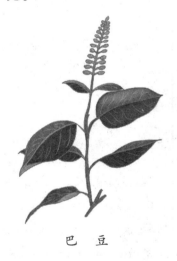

巴 豆

制用法：研末，水丸如小豆大，朱砂为衣。强人下 15 丸，弱人 10 丸。

功效：用于治疗痢疾初发。

方七 高粱秆汤治小儿痢疾

原料：高粱秆 1 个，红糖 120 克。
制用法：水煎服。
功效：用于治疗小儿痢疾。

方八 黄连阿胶治小儿痢疾

原料：黄连去须 150 克，阿胶 75 克，炒茯苓去皮 100 克。

制用法：上药为末，水熬阿胶膏搅和，丸如绿豆大，每服 20～30 丸，空心温水饮送下。

功效：用于治疗冷热不调，下痢赤白，里急后重，脐腹疼痛，口燥烦渴，小便不利。

方九 枳壳治痢疾

原料：枳壳、黄芪、防风各等份。

制用法：上药为末。每服 6 克，蜜汤或水饮送下。

功效：用于治疗痢疾，里急后重。

小儿腹泻

婴幼儿腹泻是一种胃肠功能紊乱综合征。根据病因不同可分为感染性和非感染性两大类。2岁以下婴儿，消化功能尚不成熟，抵抗疾病的能力差，尤其容易发生腹泻。夏秋季节是病菌多发期，多种细菌、病毒、真菌或原虫可随食物或通过污染的手、玩具、用品等进入消化道，很容易引起肠道感染性腹泻。表现为每日排便5～10次不等，大便稀薄，呈黄色或黄绿色稀水样，似蛋花汤，或夹杂未消化食物，或含少量黏液，有酸臭味，偶有呕吐或溢乳，食欲减退。患儿体温正常偶或有低热。重者血压下降，心音低钝，可发生休克或昏迷。

 止泻敷脐散治小儿腹泻

原料：吴茱萸、肉桂、黄连、木香各3克，苍术5克。

制用法：上药共研细末，与适量葱白捣如泥状，摊成药饼状，备用。上药分2次敷于神阙穴上，外用止痛膏覆盖固定。24小时换药1次。同时配用西药止泻4味药（小儿新诺明，多酶片，复方地方诺脂，硝酸铋），按体重给药。

功效：温中燥湿，消炎理气。

备注：引自1991年《陕西中医》第8期。

 敷脐方治腹泻

原料：车前子、丁香各1克，肉桂2克。

制用法：上药各研细末、和匀，备用。用时取2克置脐中，然后以加热之纸膏药盖贴于上。每隔2日换药1次。

功效：温中止泻。

备注：引自《中药贴敷疗法》。

方三 人工麝香治小儿久泻

原料：人工麝香、丁香、肉桂各适量。

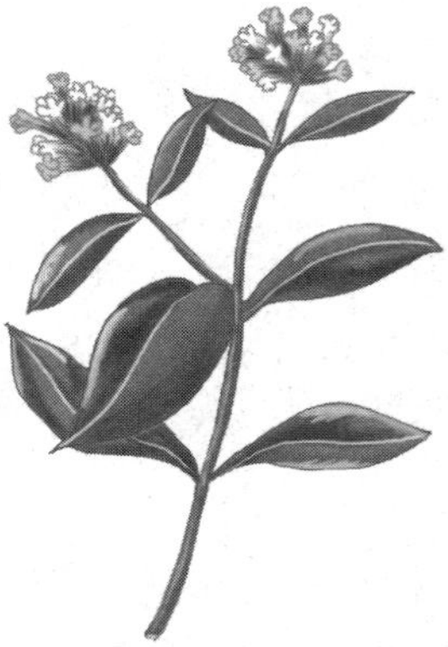

丁 香

制用法：上药共研成细末，每次用 0.5～1.0 克，温水调敷肚脐部位，以伤湿止痛膏固定，24 小时更换 1 次。

功效：温补脾阳。用于治疗脾虚久泻。

方四 烧热大蒜治婴儿腹泻

原料：大蒜头（未去皮）1个。

制用法：将大蒜用文火烧烤并不时翻动，使大蒜外皮烧煳，里面烧软，烧熟，然后将烧熟的蒜肉碾碎，再喂给婴儿。

功效：用于治疗婴儿腹泻。

方五 炮姜炭治婴儿腹泻

原料：炮姜炭 50 克，焦山楂 100 克。

制用法：共研细末，每日 3 次，1 次 1～2 克。

功效：温中止泻，健脾消积。用于治疗婴幼儿腹泻。

方六 粳米大米治腹泻

原料：粳米、大米各 50 克。

制用法：煮成粉絮状，将上面浮漂米粒喂患儿。

功效：用于治疗小儿腹泻。

方七 胡萝卜汤治小儿腹泻

原料：鲜胡萝卜 250 克。

制用法：洗净，连皮切成块状，放入锅内，加水适量和食盐 3 克，煮烂，去渣取汁，每日分 2～3 次服完。

功效：用于治疗小儿腹泻。

方八 石榴皮治小儿久泻

原料：石榴皮 8 克。

制用法：水煎频服，代茶饮。

功效：用于治疗久泻。

小儿消化不良

消化不良主要是指食物进入体内不能完全消化，而无法吸收的一种病症。轻者可没有痛苦，仅仅表现为腹部不适；重者可出现大便次数增多，便下稀水呈蛋花样，食欲减退，腹胀等，并且因食物未完全消化、吸收，身体长期得不到充足的营养就会体形消瘦。

 鸡内金治小儿伤食

原料：鸡内金 10 克（研为细末）。

制用法：每次吃 2～5 克，温开水送服，连服数日。

功效：主治消化不良、不思饮食、呕吐、发热、面色青黄消瘦者。

备注：注意适当增加户外运动。

方二 苹果治小儿消化不良

原料：苹果 2 个。

制用法：洗净，连皮切碎，加水 300 毫升和少许盐共煮。煮好后取汤代茶饭。1 岁以内小儿可以加糖后再饮，1 岁以上小儿可吃苹果泥（将煮熟的苹果去皮去核，捣烂如泥，即为苹果泥）。每次 30 克，每日 3 次。

功效：用于治疗小儿消化不良。

方三 馒头治小儿消化不良

原料：馒头 1 个，切片，炒焦或米饭锅巴 1 碗。

制用法：加水煎汤，每次服用 20～30 毫升，每日 3～4 次。

功效：用于治疗小儿消化不良。

方四 高粱花治小儿消化不良

原料：高粱花 6 克，干石榴

皮 15 克。

制用法：加水 300 毫升，煎成 100 毫升汁液，每日 1 剂，分 2 次服用。

功效：用于治疗小儿消化不良。

方五　连翘橘皮治小儿消化不良

原料：连翘、橘皮各 30 克，土茯苓 20 克。

制用法：开水冲服。

功效：用于治疗小儿消化不良。

方六　山楂山药饼治小儿脾虚

原料：山楂（去核）、山药、白糖各适量。

制用法：将山楂、山药洗净蒸熟，冷后加白糖搅匀，压成薄饼。

功效：健脾消食，和中止泻。用于治疗小儿脾虚久泻、食而腹胀、不思饮食、消化不良。

方七　胡萝卜治小儿消化不良

原料：鲜胡萝卜 250 克，盐

3 克。

制用法：洗净，切成块，加水，加盐，煎烂去渣取汁，1 天内随时饮用，1 日服完。

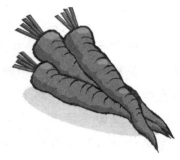

胡萝卜

功效：用于治疗小儿消化不良。

方八　鸡蛋治小儿消化不良

原料：鸡蛋 1 个。

制用法：煮熟，去皮去蛋白，取蛋黄放入锅内用文火熬炼取油。1 岁以下小儿每天服 1 个蛋黄油，分 2～3 次口服。1 岁以上的小儿可每日服 2 个蛋黄油，分 2～3 次用，连续服用 3 天。

功效：用于治疗小儿消化不良。

备注：如服 1～2 日大便好转可再用，如没有好转则停用此法。

小儿厌食

小儿厌食一般是指1～6岁的儿童长期见食不思、胃口不开、食欲不振，甚则拒食的一种病症。该病主要是由于饮食喂养不当，损伤肠胃功能而引起的。厌食患儿一般精神状态均较正常，若病程过长，就会出现面黄倦怠、形体消瘦等症状，但与疳证的脾气急躁、精神委靡等一系列症有所区别。

方一 五香姜醋鱼治厌食症

原料： 藿香、砂仁、草果仁、橘皮、五味子各等份，研成细末，过筛后备用。

制用法： 取鲜鲤鱼1条，放油锅内煎炸数分钟，加入碎生姜5克，五香粉3克，翻动后加入米醋1小杯，放入菜盘内令患儿嗅之，使患儿口流唾液，然后作菜食用。

功效： 用于治疗厌食有良效。

备注： 方中藿香、砂仁、草果仁芳香化湿醒脾，橘皮行气健脾和胃，五味子益气生津敛阴，生姜健胃助消化，米醋敛肝胃，鲤鱼味道鲜美，可促进食欲。诸药合用，使脾气升，胃气降，补而不滞，温不伤阴，五味俱全，患儿乐服，实为治疗厌食症之妙方。

方二 橘皮治小儿厌食

原料： 鲜橘皮、白糖各适量。

制用法： 将橘皮洗净，切成条状或小块，加入适量白糖拌匀，在阴凉处放1周。小儿进餐时取少许当菜吃。每日1～2次。

功效： 有效治疗小儿厌食症。

备注： 本方是民间秘方。

方三 大米治厌食症

原料：大米 500 克，南瓜大半个（或 1000～1500 克），红糖适量。

制用法：将大米淘净，加水煮至七八成熟时，滤起，南瓜去皮，挖去瓤，切成块，用油、盐炒过后，即将过滤之大米倒于南瓜上，慢火蒸熟。若蒸时加入适量红糖，其味更美。

功效：用于治疗脾失健运所致之厌食症。

方四 苍术治小儿厌食

原料：苍术、陈皮、鸡内金各 1 份。

制用法：共研细末，以适量蜂蜜调和后开水冲服即可。每日 3 次，2 岁以下每次 1 克，3～5 岁每次 1.5 克。

功效：用于治疗小儿不思饮食，腹胀，泄泻，舌苔白腻。

方五 石菖蒲治小儿厌食

原料：石菖蒲 5 克，佛手 10 克，荷叶、益智仁各 5 克，枳壳、麦芽各 10 克，山药 3 克，

山楂 10 克，龙胆草 3 克，石斛 10 克，苍术 5 克，陈皮 10 克。

制用法：水煎服，每日 1 剂。

功效：开胃进食。用于治疗小儿厌食。

方六 山药山楂治小儿厌食

原料：山药 10 克，山楂、鸡内金、白扁豆各 5 克，甘草 4 克。

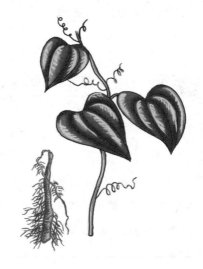

山　药

制用法：用水煎沸 15 分钟，滤出药液，再加水煎 20 分钟，去渣，两煎所得药液对匀，分服，每日 1 剂。

功效：用于治疗小儿厌食症。

小儿夜哭

夜哭是指婴儿白日嬉笑如常而能入睡，入夜则啼哭不安，或每夜定时啼哭，甚至通宵达旦，少则数日，多则经月，故又称夜啼。其原因有多种，如腹部受寒、过食炙烤之物、暴受惊恐，体质较弱及父母体质素虚等。有的因营养过多、运动不足，有的因怕黑；而处在兴奋状态的小儿，也会常常夜啼，尤其是有神经质的小儿，更有夜哭不停的情形发生。

方一 解热安神膏治小儿夜哭

原料：羌活、防风、天麻、薄荷、黄连、甘草、全蝎、白僵蚕、胆南星各10克，犀角片6克（用水牛角15克代，切片）。

制用法：麻油熬，黄丹收。摊膏备用。

功效：镇心解热，息风镇静，退惊安神。主治小儿夜哭。

备注：引自《理瀹骈文》。

方二 泻心导赤饼治小儿夜哭

原料：木通2.5克，生地黄4.5克，黄连、甘草、灯心草各1.5克。

制用法：上药共研细末，加白蜜滚水调和成饼。敷贴两手心劳宫穴上。

功效：清心泻火。

备注：引自1979年《上海中医药杂志》第2期。

方三 大茴香治小儿夜哭

原料：大茴香、小茴香、锦文大黄各10克，面粉60克。

制用法：将药研成细末，加入面粉及水，做成3个小饼，外敷肚脐处，上加热水（以小儿能承受为度），每日早、午、

晚各敷 1 次，3 个饼交替使用，
连用 3 日。

功效：适用于小儿夜啼。

方四 丁香治小儿夜哭

原料：丁香、肉桂、吴茱萸各等量。

制用法：上药共为细末。取适量药末置用普通膏药。贴于脐部，每晚 1 次，次晨去掉。

功效：主治小儿脾脏虚寒型夜哭。

方五 灯心草治小儿夜哭

原料：灯心草 5 克。

制用法：烧灰，涂于母亲的乳房上，让孩子吃。

功效：治小儿夜哭，孩子吃后便能安静下来。

备注：适用于吃母乳的婴儿。

方六 葛根粉治小儿夜哭

原料：葛根粉 7～8 克。

制用法：放入热开水里，使其溶解，再加入蜂蜜，趁热服用。

功效：用于治疗小儿夜哭。

方七 黄连乳汁治小儿夜哭

原料：黄连 3 克，乳汁 100毫升，食糖 15 克。

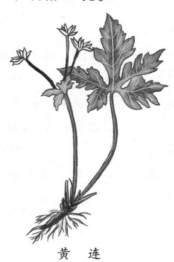

黄　连

制用法：将黄连水煎取汁30 毫升，对入乳汁中调入食糖。

功效：适用于小儿心经有热，夜啼不安。

方八 淡竹叶治小儿夜哭

原料：淡竹叶 30 克，北粳米 50 克，冰糖适量。

制用法：将淡竹叶加水煎汤，去渣后入粳米、冰糖，煮粥。早晚各 1 次，稍温顿服。

功效：适用于心火炽盛之夜啼。

小儿惊厥

惊厥又称抽风、惊风，是小儿时期较常见的紧急症状，各年龄小儿均可发生，尤以 6 岁以下儿童多见，特别多见于婴幼儿，多由高热、脑膜炎、脑炎、癫痫、中毒等所致。惊厥反复发作或持续时间过长，可引起脑缺氧性损害、脑肿，甚至引起呼吸衰竭而死亡。本病初发的表现是意识突然丧失，同时有全身的或局限于某一肢体的抽动，还多伴有双眼上翻、凝视或斜视，也可伴有吐白沫和大小便失禁。

方一 三七汤治小儿惊厥

原料：鲜景天三七 15～30 克，生姜皮少许，壁蟹壳 2 个。

制用法：加水炖服。

功效：用于治疗小儿惊厥、风痰抽搐。

方二 丁香葱白治小儿惊风

原料：丁香、葱白、艾蓬头各 7 个。

制用法：打匀，敷在脐孔，用布裹。

功效：用于治疗小儿惊风。

方二 蚯蚓吴萸膏治惊风

原料：活蚯蚓 1 条，生吴茱萸 7 克，白芥子 3 克，米醋适量。

制用法：将吴茱萸、白芥子混合研为细末，与蚯蚓共捣烂，再加米醋调成膏状。取药膏贴于患儿脐中及足心（涌泉穴）上，外盖纱布，用胶布固定，每日换药 1～2 次。

功效：息风化痰，镇惊。适用于小儿惊厥、四肢抽搐、牙关紧闭、高热神昏。

方四 钩藤叶汤治小儿惊风

原料：钩藤叶9克。

制用法：水煎服。

功效：用于治疗小儿惊风。

方五 金银花治小儿惊风

原料：金银花9克，猪胆1.5克，甘草3克。

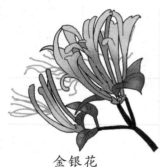

金银花

制用法：水煎服。

功效：用于治疗小儿惊风。

方六 山羊角汤治小儿惊风

原料：山羊角60克。

制用法：水煎，依年龄酌量内服。

功效：用于治疗小儿惊风。

方七 独头蒜治小儿脐风

原料：独头蒜适量。

制用法：切片。安脐上，以艾灸之，口中感觉有蒜味者止。

功效：用于治疗小儿脐风。

方八 牛黄治小儿急性惊风

原料：牛黄少许，梨汁适量。

制用法：将2物搅匀内服。

功效：用于治疗小儿急性惊风。

方九 桃白皮治小儿急性惊风

原料：桃树二层白皮120克，大葱200克，灯心草1团。

制用法：共捣烂。敷两手、两脚心处。

功效：用于治疗小儿急性惊风。

小儿遗尿

遗尿，俗称尿床，是一种夜间无意识的排尿现象。小儿在3岁以内由于脑功能发育未全，对排尿的自控能力较差；学龄儿童也常因紧张疲劳等因素，偶尔遗尿，均不属病态。超过3岁，特别是5岁以上的儿童经常尿床，轻者数夜1次，重者1夜数次，就可能是疾病状态的遗尿，父母则应引起注意。本病多见于小儿先天性隐性脊柱裂、先天性脑脊膜膨出、脑发育不全、智力低下、癫痫发作，脊髓炎症和泌尿系感染及尿道受蛲虫刺激等。生理性遗尿不需药物治疗。如是疾病引起的遗尿应从治疗原发病着手。

方一 遗尿散治小儿遗尿

原料：覆盆子、金樱子、菟丝子、五味子、仙茅、山萸肉、补骨脂、桑螵蛸各60克，丁香、肉桂各30克。

制用法：上药共研细末，密封备用。用时取药粉，填满脐孔，滴上1或2滴酒精或白酒后，再贴上烘热的暖脐膏（中药房有售），再用薄层的棉花纱布覆盖好。每3日换药1次。部分病人可同时口服此药粉，每天早晚各1次，3～10岁，每次口服3～5克，10岁以上每次口服5～6克。用白糖水送服。

功效：补肾缩尿。

备注：引自《外治汇要》。暖脐膏不可太热，以免烫伤皮肤。

方二 洋参猪腰治疗小儿遗尿

原料：西洋参、龙眼干各15克，猪腰1对。

制用法：以上3样蒸熟食用。

功效：用于治疗小儿遗尿，一般1次即好。

鸡肠治小儿遗尿

原料：鸡肠1具。

制用法：剖开洗净，焙干，研细末。每日2次，每次3～6克，温开水送下，连服10日。

功效：用于治疗小儿遗尿。

 玉竹汤治小儿遗尿

原料：玉竹60克。

制用法：洗净切片，水煎饭前服。

功效：用于治疗小儿遗尿。

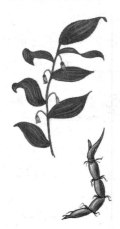

玉　竹

 益智散治小儿遗尿症

原料：益智仁9克。

制用法：醋炒研细末。用红酒分3次送服。

功效：用于治疗小儿尿床。

 柿蒂汤治小儿遗尿症

原料：柿蒂12克。

制用法：水煎内服。

功效：用于治疗小儿习惯性尿床。

 金樱子膏治小儿遗尿症

原料：金樱子（去子）适量。

制用法：酌加白糖，熬膏。每服1匙，日服2次。

功效：用于治疗小儿习惯性尿床。

核桃蜂蜜治久咳遗尿

原料：核桃肉100克，蜂蜜15克。

制用法：将核桃肉放在锅内干炒发焦，取出晾干。调蜂蜜吃。

功效：补肾温肺，定喘润肠。用于治疗小儿久咳引起的遗尿气喘、面眼微肿。

鹅口疮

鹅口疮是指小儿舌上、口腔黏膜上出现状如鹅口的白色点状或片状白屑。因其色白如雪片，故又称雪口。其白屑，状如凝乳，不易拭去，若强揩之，其下面的黏膜则见潮红、粗糙，不久又复生，常伴有哭闹不安，拒乳等症。

方一 口炎散治鹅口疮

原料：乌梅炭、枯矾、孩儿茶叶各9克，硼砂1.5克（或冰片）。

制用法：先将前三味药共研细末，入硼砂或冰片同研和匀，装瓶备用。先清洗口腔溃疡面，再把药粉均匀撒布疮面上。每日1次。

功效：解毒、收湿、敛疮、生肌。

备注：引自1974年《新中医》（1）。

方二 桑白皮治小儿鹅口疮

原料：桑白皮（长约20厘米，宽2～3厘米）。

制用法：将新鲜桑白皮捣烂，挤出汁液，用棉花蘸涂在患处，2～3小时涂1次，每日涂5～6次即可。

功效：主治小儿鹅口疮。

备注：本方为民间秘方。

方三 威灵仙汤治鹅口疮

原料：威灵仙8克。

制用法：水煎服及含漱，日3～4次。

功效：用于治疗鹅口疮。

备注：如果婴儿不能漱口，可用布蘸药洗涤口腔。

方四 板蓝根治鹅口疮

原料：板蓝根10克。

制用法：上药水煎成液。

功效：反复涂擦患处，每日5～6次，并可内服。1～5日即可愈。

 方五 板蓝根薄荷治鹅口疮

原料：板蓝根20克，薄荷5克。

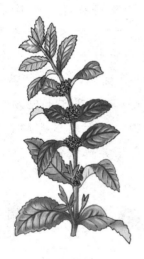

薄　荷

制用法：煎汁，取一半擦洗患处，每日5～6次，另一半分2～3次内服。

功效：用于治疗鹅口疮。

 方六 黄连薄荷治鹅口疮

原料：黄连、薄荷、甘草各1.5克，五倍子4.5克。

制用法：浓煎取汁50毫升，频涂口腔并服之。

功效：用于治疗鹅口疮。

 方七 黄连银花治鹅口疮

原料：黄连3克，金银花6克。

制用法：水煎3次，取液50毫升，加奶100毫升，每日3次，每次20～30毫升。

功效：用于治疗鹅口疮。

方八 红糖治鹅口疮

原料：红糖适量。

制用法：以手指蘸糖，轻轻涂搽口腔患处数次。

功效：用于治疗鹅口疮。

佝偻病

佝偻病俗称软骨病，是指婴幼儿时期由于维生素D不足，钙和磷吸收不良，引起骨骼生长障碍，以致影响其他器官发育的一种慢性营养不良疾病。患该病的小儿，开始主要以精神改变为主，烦躁不安、易激惹、睡眠不安、夜间惊叫、多汗及因头汗出而致头皮发痒，摩擦枕头，使脑后头发脱落而形成"枕秃"。若不及时治疗，将进一步发展为全身肌肉松弛无力，腹部膨隆如蛙状，并可逐渐出现骨骼系统的改变，6个月以内婴儿形成颅骨软化，出现"乒乓头"方颅、前囟过大和闭合过晚、出牙延迟，6~8个月可出现方头，肋外翻、肚子大，严重者可形成鸡胸或漏斗胸，O形或X形腿、驼背，甚至出现脊柱和骨盆变形等，且体质弱，易染其他疾病。

 生板栗白糖预防佝偻病

原料：生板栗500克，白糖250克。

制用法：先将板栗加水煮半小时，待凉，剥去皮，放在碗内再蒸40分钟，趁热用刀将板栗压拌成碎泥，加入白糖搅匀，再把栗泥填平成饼状，摆在盘中即成色味俱佳的食品，可供患儿经常食用。

功效：本方常吃对治疗小儿佝偻病有效。

 鸡蛋壳治佝偻病

原料：鸡蛋壳。

制用法：洗净烤干研粉过筛。6个月至1岁每次0.5克，1~2岁每次1克，每日服2次。

功效：用于治疗佝偻病。

 苜蓿治佝偻病

原料：苜蓿60克。

制用法：水煮，频服。

功效：用于治疗佝偻病。

干香蕈治佝偻病

原料：干香蕈9克。

制用法：先用开水泡发，发透后再将香蕈洗净，放入锅内，加水适量，并将泡发香蕈的开水去掉沉淀物后，一起倒入锅内煎煮，每日3次温服。

功效：用于预防佝偻病。

 钩藤治佝偻病

原料：钩藤6克。

制用法：水煎15分钟，取液30毫升，加奶100毫升，每次20毫升，每日3次。

功效：用于治疗佝偻病，夜惊夜闹甚者。

 鸡肝治佝偻病

原料：鸡肝1具。

制用法：煮粥，常吃。

功效：用于治疗有明显软骨表现者。

方七 **炒黄豆治佝偻病**

原料：炒黄豆研末，鸡蛋皮炒煳研末。

制用法：等量混合，加白糖，每次服3克，每日3次，连服1个月。

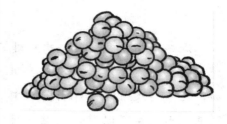

黄 豆

功效：用于治疗佝偻病。

 田螺治佝偻病

原料：田螺250克。

制用法：在清水中放置24小时后再用水炖熟，加盐调味，喝汤吃肉。

功效：用于治疗佝偻病。

方九 **竹叶卷心治佝偻病**

原料：竹叶卷心6克，灯心草1克。

制用法：煎后取液50毫升，加奶100毫升，每次30毫升，每日3次口服。

功效：用于治疗佝偻病患儿夜间啼哭，白天吃奶正常者。

小儿流涎症

流涎是指唾液经常流出口外的一种现象。主要表现为涎液过多，经常流出，渍于唇外。有些婴儿出生3～4个月时因为唾液分泌增加，还不会及时吞下，引起流涎，属于正常的生理现象。出牙、口腔炎、舌炎等可以引起流涎。神经系统疾病发生吞咽障碍及某些药物中毒，也可引起流涎，应查明原因进行治疗。

方一 山菊、茨菰治小儿流涎

原料：鲜茨菰30克，山菊粉剂20克。

制用法：将鲜茨菰捣烂如泥，与山菊粉剂加红糖适量与开水调成糊状，煮熟食用。每日早晚分两次服，5日为1个疗程。

功效：主治小儿流涎症。

备注：本方为民间秘方。

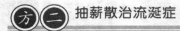

方二 抽薪散治流涎症

原料：吴茱萸子3份，天南星1份。

制用法：上药共研细末，

贮瓶备用。用时取药粉15克，用陈米醋调成黏厚糊状饼，敷贴涌泉穴（男左女右），外用纱布扎紧，每次敷贴12小时，一般3～4次即可。

功效：散寒化痰，导热下降。

备注：引自1988年《医学文选》第1期中祖传验方、秘方集。

方三 益智仁治小儿流涎

原料：益智仁、鸡内金各10克，白术6克。

制用法：每日1剂，水煎分3次服。

功效：主治小儿流涎。

方 四 白益枣汤治小儿流涎

原料：白术、益智仁各 15 克，大枣 20 克。

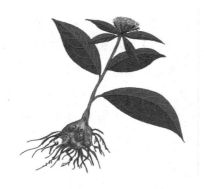

白 术

制用法：每日 1 剂，水煎，分 3 次服。

功效：主治小儿流涎症。

 方 五 白术治小儿流涎

原料：白术 10 克。

制用法：为粗末，加水煎，去渣，加白糖适量，分次口服，每日 1 剂。

功效：主治小儿流涎。

方 六 泥鳅治小儿流涎

原料：泥鳅 1 条。

制用法：泥鳅去内脏，焙干研末。用黄酒送服，每日 2 次，共服 2 日。

功效：用于治疗小儿流涎（流口水）。

 方 七 天南星醋治小儿流口水

原料：天南星 50 克，醋少许。

制用法：将天南星研末调醋。晚上敷足心，严重的可两足心同时敷，外面用布条包扎，每次敷 12 小时，连敷 3 次即效。

功效：用于治疗小儿流口水。

 方 八 滑石白糖治小儿流涎

原料：滑石、白糖各 1 份。

制用法：2 味药混合，每服 3～5 克，开水调服。

功效：用于治疗小儿流涎，无休止时，甚则 7～8 岁不愈者。

儿童多动症

儿童多动症又称脑功能轻微失调或轻微脑功能障碍综合征。表现为注意力不集中、上课说话、做小动作等。但因其智力正常，所以学习成绩可能较差，难与他人相处，易激惹，动作不协调。

本病男孩多于女孩，尤其早产儿多见。多在学龄期发病，其病因有人认为与难产、早产、脑外伤、颅内出血、某些传染病、中毒等有关，也有人认为与环境污染、遗传等有关。中医学认为心脾两虚、肝阳上亢、湿热内蕴是其主要病因病理。

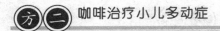

方一 枸杞子治多动症

原料：女贞子 15 克，枸杞子、生牡蛎、夜交藤各 12 克，白芍药、珍珠各 9 克。

制用法：将牡蛎、珍珠研碎装入纱布袋中，以 6 碗水先煎牡蛎、珍珠，约 10 分钟后再下其他药材，中火煎至 3 碗后将药液倒出，药渣再将 3 碗水煎成 1 碗，将两次药液混合，分 4 次在 3 餐后及睡前 1 小时各服 1 碗，每日 1 副，连续服用。

功效：主治儿童多动症。

备注：有小儿患此症，每天总是动不停，没有一刻安宁，上课不专心，坐不住，后服用本方 40 副后，其多动症基本消失。

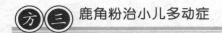

方二 咖啡治疗小儿多动症

原料：咖啡适量。

制用法：按普通浓度冲好 1 杯咖啡。适当加糖或奶。给患儿饮用，每日 2～3 次。

功效：用于治疗小儿多动症。

方三 鹿角粉治小儿多动症

原料：鹿角粉冲、熟地黄各 20 克，生龙骨（先煎）30

克，炙龟板（先煎）15 克，石
菖蒲 9 克，远志 3 克，枸杞子 9
克，益智仁 6 克，丹参 15 克，
砂仁（包煎）4.5 克。

制用法：水煎服。

功效：滋阴潜阳，涤痰开
窍，活血化瘀，治精血不足，
阴阳失调，动作过多，不协调。

 方四 酸枣仁治小儿多动症

原料：酸枣仁 30 克，郁金、
柴胡各 10 克，甘草 5 克。

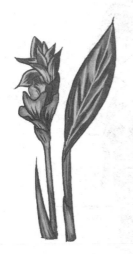

郁 金

制用法：煎服法同上，每
日 1 剂。

功效：用于治疗小儿多
动症。

方五 石菖蒲治小儿多动症

原料：石菖蒲、栀子、半
夏、白附子各 10 克，牛黄清心
丸 1 粒，冲服。

制用法：煎服法同上，每
日 1 剂。

功效：用于治疗小儿多动症。

方六 熟地黄治儿童多动症

原料：熟地黄、龟板、知母、
黄柏、龙齿、远志、石菖蒲、山萸
肉、山药、茯苓各适量。

制用法：共研细末，炼蜜
为丸。每丸重 6 克，每服 1 丸，
日服 2～3 次。

功效：用于治疗小儿多
动症。

方七 康益糖浆治小儿多动症

原料：远志、石菖蒲、龟
板、茯苓、龙骨、益智仁、怀
山药、莲子各适量。

制用法：以上药制成糖浆或
胶囊，每次 10～15 毫升或 3 粒，日
服 2～3 次，7 日为 1 个疗程。

功效：用于治疗小儿多动症。

秘治五官科病

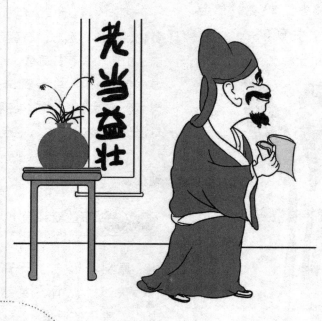

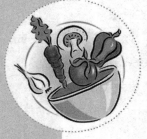

本章看点 ▼

沙　眼

沙眼是由沙眼衣原体引起的一种慢性传染性结膜炎和角膜炎。有发痒、流泪、怕光、疼痛、分泌物多、异物感等症状。严重者可造成眼睑内翻倒睫，损害角膜，视力减弱，甚至失明。

方一　胆矾治沙眼

原料：胆矾 1 克，水 120 毫升。

制用法：煮沸 10 分钟，澄清或过滤，使成 100 毫升。点眼，每日 3～4 次，每次 1～2 滴。

功效：主治粟粒增生及角膜血管翳、自觉干涩不适者。

方二　鲜猪胆治沙眼

原料：猪胆 1 个，冰片、硼砂各 1.5 克，黄连 3 克。

制用法：将后 3 味研细末，装入胆内，阴干，再研极细末，装瓶，勿令漏气，每用少许点眼，每日 2～3 次。

功效：主治粟粒增生及角膜血管翳较重，有过滤泡增生、自觉摩痛者。

方三　浮水甘石治沙眼

原料：浮水甘石 10 克，胆矾 4 克，铜绿 2 克，绿豆粉（千里光水浸）6 克，梅片 0.5 片。

制用法：外用。

功效：收湿止痒。用于治疗沙眼，泪囊炎，睑缘炎。

方四　矾草汤治沙眼

原料：白矾 6 克，龙胆草 9 克，皮硝 6 克，杏仁 7 个，乌梅 5 个，枯矾 3 克，菊花 60 克，甘石 6 克。

制用法：水煎去渣，每日

洗 5～6 次。

功效：用于治疗沙眼。

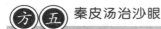

方五 秦皮汤治沙眼

原料：秦皮 9～12 克。

制用法：水煎，澄清，微温洗眼，每日 2～3 次。

功效：用于治疗沙眼。

方六 桑盐汤治沙眼

原料：桑叶 15 克，青盐 6 克。

制用法：泡水，澄清，洗眼，每日 2～3 次。

功效：用于治疗沙眼。

方七 黄柏汤治沙眼

原料：黄柏 30 克。

制用法：加水 500 毫升，煮沸半小时，过滤，每日点眼 3～4 次，每次 1～2 滴。

功效：用于治疗沙眼。

方八 桑菊汤治沙眼

原料：霜桑叶、野菊花、白朴硝各 6 克。

制用法：水煎取 1 大碗，澄清，分 3 次洗眼。

功效：用于治疗沙眼。

方九 蒲公英白汁治沙眼

原料：蒲公英适量。

制用法：洗净，折茎取白汁，煮沸半小时，过滤。每日点眼 3～4 次，每次 1～2 滴。

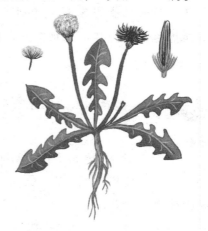

蒲公英

功效：用于治疗沙眼。

方十 连瓜汤治沙眼

原料：黄连、西瓜霜各 5 克，西月石 0.2 克。

制用法：加水 200 毫升，煮沸 1 小时后，过滤使成约 100 毫升。每日洗眼 3～4 次。

功效：用于治疗沙眼。

青光眼

青光眼是指由于眼压增高而引起的视乳头损害和视功能障碍的一种眼病。正常眼压在 10～21 毫米汞柱，如在 21～24 毫米汞柱之间，则为青光眼可疑。包括原发性青光眼（闭角型、开角型）、继发性青光眼、混浊性青光眼和先天性青光眼，中医统称为"五风内障"，基本病机为情志抑郁，气机郁结，肝胆火炽，神水积滞等所致。

方一 生地熟地黄治青光眼

原料：生地黄、熟地黄各 18 克，牡丹皮、泽泻、茯苓、怀山药各 15 克，山萸肉、茺蔚子、菊花、当归、赤芍药、知母各 12 克，荆芥穗 9 克。

制用法：水煎服。重者日 2 剂，症状缓解后每日 1 剂。

功效：用于治疗阴虚火旺型青光眼。

方二 龙胆草治青光眼

原料：龙胆草、山栀子、赤芍药、菊花各 12 克，黄芩 18 克，夏枯草、茺蔚子各 30克，生地黄、石决明、大黄各 15 克，荆芥穗、半夏、甘草各 9 克。

制用法：水煎服。

功效：用于治疗肝郁化火型青光眼。

方三 萆薢治青光眼

原料：萆薢 10 克，水 500毫升。

制用法：浓煎为 10 毫升左右，过滤后装入眼瓶，点眼。5分钟 1 次，半小时左右瞳孔缩小，延长至半小时点眼 1 次，直至瞳孔恢复正常。

功效：用于治疗青光眼。

方四　黄连羊肝丸治青光眼

原料：白羊肝 1 具（竹刀切片），黄连 30 克，熟地黄 60 克。

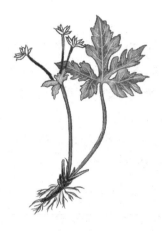

黄　连

制用法：将黄连、熟地黄研末。同捣为丸，如梧子大。茶水送服 50～70 丸，日服 3 次。

功效：用于治疗青光眼，症见望之如好眼，自觉视物不见。

方五　黑豆黄菊汤熏治青光眼

原料：黑豆 100 粒，黄菊花 5 朵，芒硝 18 克。

制用法：水 1 大杯，煎至七成。带热熏洗，5 日一换，常洗可复明。

功效：用于治疗青光眼、双目不明、瞳仁反背。

方六　当归治青光眼

原料：当归 3 克，川芎 6 克，熟地黄 3 克，白芍药 6 克。

制用法：水煎服，每日 2 次。

功效：用于治疗青光眼。

方七　十全大补汤治青光眼

原料：十全大补汤 4.5 克，干枸杞子 6 克，巴戟天 1 克，夜明砂 6 克，冬虫夏草 3 克，谷精草 6 克。

制用法：水煎汤炖鸡肝服用，饭后服，3 帖以后再用补肾丸调养，小儿服半量。每日 1～2 次。

功效：用于治疗青光眼。

方八　猪肚、薏仁治青光眼

原料：猪肚 1 副，枸杞子 9 克，薏苡仁 6 克。

制用法：将猪肚洗净后，把枸杞子、薏苡仁塞进猪肚内，放在锅里加 3～4 碗水，慢慢煮至猪肚烂了即可，可以趁热喝汤吃肉。

功效：主治青光眼。

备注：健康人可以用来保养眼睛，多吃不会有害处。

老年性白内障

　　白内障是常见眼病和主要致盲原因之一，其中老年性白内障是最常见的白内障。本病是在全身老化、晶体代谢功能减退的基础上由于多种因素形成的晶体疾患。近年的研究说明，遗传、紫外线、全身疾患（如高血压、糖尿病、动脉硬化）、营养状况等因素均与其有关。当各种原因引起晶状体囊渗透性改变及代谢紊乱时，晶体营养依赖的房水成分改变，而使晶体变为混浊。中医称为"圆翳内障"、"白翳黄心内障"等，认为本病多因年老体弱，肝肾两亏，精血不足，或脾失健运，精不上荣所致。

方一　磁石治白内障

　　原料：磁石60克，琥珀末15克，朱砂30克，神曲120克，生蒲黄15克。

　　制用法：共研细末，炼蜜为丸。每日早、中、晚各服9克。

　　功效：用于治疗白内障。

方二　白内障汤剂

　　原料：菟丝子、杞菊地黄丸各9克，杭白芍药、枸杞子、菊花、石决明、怀山药、山萸

肉各6克，全当归、密蒙花各5克，川芎3克，柴胡2克。

　　制用法：水煎服，每日1剂，每日3次。

　　功效：主治白内障。

　　备注：①服用本方时禁忌辛辣鱼腥。②本方是芜湖市中医院原老中医杨仲书经秘方。

方三　珍珠治白内障

　　原料：珍珠0.5克，飞炉甘石2.4克，冰片1.5克，朱砂15克。

　　制用法：研极细末。点眼，

每日点 3～5 次。

功效：用于治疗白内障。

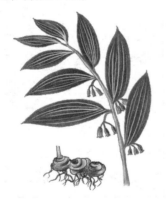 方四 熟地参治老年性白内障

原料：熟地黄、党参、茯苓、炒山药各 15 克，菊花、黄精、制何首乌各 12 克，川芎 9 克，红花 10 克，沙菀子、白芍药、枸杞子、当归、女贞子、制桃仁各 12 克，车前子（包煎）、神曲、夏枯草各 10 克，陈皮 6 克。

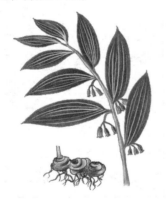

黄　精

制用法：水煎服。

功效：用于治疗老年性白内

障初发。

 方五 浮水甘石治早期白内障

原料：浮水甘石 9.4 克，珍珠 6.2 克，白水砂 1.6 克，琥珀、珊瑚末、熊胆、人退、白丁香各 3.13 克，梅片少许。

制用法：外用。

功效：退翳明目。用于治疗早期白内障及白翳。

 方六 珠粉治早期白内障

原料：珠粉 5 克，螺丝壳粉 30 克，炉甘石粉、枸杞子、菟丝子、楮实子、怀牛膝、当归、五味子各 20 克，熟地黄 30 克，川椒 5 克。

制用法：以草药煎汤去渣，澄清液入余药粉晒干研细，外用。

功效：退障明目。适用于各种原因引起的早期白内障。

耳 鸣

耳鸣为耳科疾病中的常见症状，患者自觉耳内或头部有声音，但其环境中并无相应的声源，而且愈是安静，感觉鸣音越大。耳鸣音常为单一的声音，如蝉鸣声、汽锅声、蒸汽机声、嘶嘶声、铃声、振动声等，有时也可为较复杂的声音。可以是间歇性，也可能为持续性，响度不一。一些响度较高的持续性耳鸣常常令人寝食难安。引起耳鸣的原因较多，各种耳病均可发生耳鸣，如耵聍栓塞、咽鼓管阻塞、鼓室积液、耳硬化症；内耳疾病更易引起此症，如声损伤、梅尼埃病。此外，高血压、低血压、贫血、白血病、神经官能症、耳毒药物等均可引起耳鸣。中医学认为耳鸣多为暴怒、惊恐、胆肝风火上递，以致少阳经气闭阻所致。

 方一 核桃肉补肾益精治耳鸣

原料：核桃肉适量。

制用法：每日 3 次，每次 30 克。

功效：补肾益精。适用于肾精亏损、耳鸣声细、夜间加重、腰膝酸软者。

 方二 白果治耳鸣

原料：白果 10 克，枸杞子 30 克。

制用法：水煎服，每日 2～3 次。

功效：用于治疗耳鸣。

 方三 熟地黄山药治耳鸣

原料：熟地黄 240 克，山药、山茱萸各 120 克，泽泻、茯苓、牡丹皮各 90 克。

制用法：上药为细末，炼蜜为丸，如绿豆大，每次服 9

克，每日 3 次。

功效：滋阴补肾。适用于肝肾不足，耳鸣声细，伴有腰膝酸软者。

方四 龙胆草治耳鸣

原料：龙胆草 10 克，泽泻 15 克。

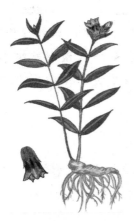

龙胆草

制用法：水煎服，每日 2 次。

功效：用于治疗耳鸣。

方五 芹菜治耳鸣

原料：芹菜 100 克，槐花、车前子各 20 克。

制用法：水煎服，每日 2 次。

功效：用于治疗耳鸣。

方六 鸡蛋治耳鸣

原料：鸡蛋 2 个，青仁豆、红糖各 60 克。

制用法：加水煮熟，空腹服用，每日 1 剂。

功效：用于治疗耳鸣。

方七 葵花子壳汤治耳鸣

原料：葵花子壳 15 克。

制用法：将葵花子壳放入锅中，加水 1 杯煎服。每日服 2 次。

功效：用于治疗耳鸣。

方八 韭菜汁或猫尿驱入耳虫

原料：韭菜适量。

制用法：将韭菜榨汁，取韭菜汁一滴，滴入耳内，虫自出。或猫尿滴耳也可（用大蒜头擦猫鼻子，猫便撒尿）。

功效：用驱耳虫。

方九 三七花蒸酒酿治疗耳鸣

原料：三七花 10 克，酒酿 50 克。

制用法：同装于碗中，隔水蒸熟。分 1~2 次连渣服，连服 7 日。

功效：适用于耳鸣。

耳　聋

耳聋是指不同程度的听力减退，轻者在缩短距离或声音加大之后，尚可听清；重者则听不到任何声响。按发生的时间可分为先天性耳聋和后天性耳聋两类；按病变的性质可分为器质性耳聋和功能性耳聋；按病变发生的部位可分为导音性耳聋、感音性耳聋和混合性耳聋三类。引起耳聋的原因很多，如任何外耳道的病变，如耵聍栓塞、外耳道闭锁等，使外耳道阻塞；中耳的外伤，如颅底横形或纵形骨折，伤及中耳和听骨链；中耳炎症，如急性咽鼓管炎、化脓性中耳炎等；中耳肿瘤，如良性的颈静脉瘤或恶性癌肿。

方一　耳聋丸一号

原料：细辛、石菖蒲、杏仁、酒曲各3克。

制用法：共研细末，入猪油少许成丸，如枣核大。棉花裹塞耳中，每日1换。须白天塞耳夜晚去之。

功效：主治突发性耳聋。

备注：本方是河南洛阳名医黎培生经秘方。

方二　耳聋丸二号

原料：石菖蒲、细辛、冰片各3克，人工麝香0.3克。

制用法：共研细末，麻油调和为丸，如枣核大。棉花裹塞耳中，每日1换。

功效：耳聋一号未治愈患者，可用此方，百发百中。

备注：本方是河南洛阳名医黎培生经秘方。

方三　菊花治耳聋

原料：菊花、木通、石菖蒲各5克。

制用法：擂烂酒服之。

功效：用于治疗耳聋。

柴胡治耳聋

原料：柴胡 12 克，制香附 9 克，川芎、石菖蒲各 12 克，骨碎补 9 克，六味地黄丸（包煎）30 克。

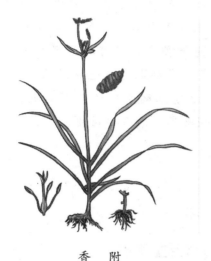

香 附

制用法：先把上药用水浸泡 30 分钟再放火上煎煮，开后 15 分钟即可。每剂煎 2 次，将 2 次煎出的药液混合。每日 1 剂，每日服 2 次。

功效：用于治疗肾虚耳聋。

方 五 **党参黄芪治耳聋**

原料：党参、黄芪 15 克，

丹参 12 克，川芎 9 克，骨碎补 12 克，补骨脂 12 克，淫羊藿 12 克，五味子 9 克，灵磁石（先煎）30 克，黄精 12 克，首乌 12 克。

制用法：水煎服，每日 1 剂。

功效：益气活血，补肾填精。用于治疗神经性耳聋、老年性耳聋、药毒性耳聋。

方 六 **真细辛治耳聋**

原料：真细辛、黄蜡各适量。

制用法：细辛为细末，溶黄蜡为丸，如鼠粪大，绵裹 1 丸入耳内，2 次即愈。

功效：用于治疗耳聋。

方 七 **猪肾治老人耳聋**

原料：猪肾 1 对，去膜切片，粳米 300 克，葱白 2 根，薤白 7 枚，人参 1 克，防风 0.3 克。

制用法：共为末，同粥煮食即可。

功效：用于治疗老人耳聋。

鼻 炎

鼻炎是鼻腔黏膜炎症，有急性和慢性两种。急性鼻炎大多因受凉后身体抵抗力减弱，病毒和细菌相继侵入引起，也可为某些以呼吸道为主的急性传染病的鼻部表现。急性鼻炎屡发可转为慢性，一些心脏病或肾脏病病人，因鼻腔长期或经常瘀血也可造成慢性鼻炎，还有某些其他病症及粉尘、气体、温湿度急剧变化均可引起此病。增强体质，注意冷热，加强保护等是预防鼻炎的重要措施。

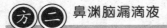

方一 鼻渊丸

原料：广藿梗 125 克，苦丁茶 31 克，青黛 16 克。

制用法：上药共研细末，以猪胆（10 个）拌和为丸，如梧桐子大。

功效：主治慢性鼻窦炎。

备注：本方是南通市名老中医喜海珊经验良方。

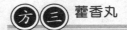

方二 鼻渊脑漏滴液

原料：新万年青根不拘量。

制用法：上药捣汁，滤去杂质。每日 5 次，每次 2～3 滴。

功效：主治慢性鼻窦炎。

备注：本方是苏北地区民间秘方。

方三 藿香丸

原料：猪胆 1 个，藿香 5 克（根茎叶同用）。

制用法：藿香研为极细末，以猪胆汁和丸，如梧子大。每日早晚各服 6 克，开水送服。

功效：主治慢性鼻窦炎。

备注：本方是湖南地区民间秘方，响誉当地。

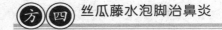

方四 丝瓜藤水泡脚治鼻炎

原料：丝瓜藤 15 克，荷蒂

5 枚，金莲花 6 克，龙井茶 1.5 克。

制用法：将上药加清水适量，煎煮 30 分钟，去渣取汁，与2000毫升开水一起倒入盆中，先熏蒸鼻部，待温度适宜时泡洗双脚。每日 1 次，每次熏泡 40 分钟，10 日为 1 个疗程。

功效：清气理鼻。用于治疗慢性单纯性鼻炎。

 苍耳子治慢性鼻炎

原料：苍耳子 50 克。

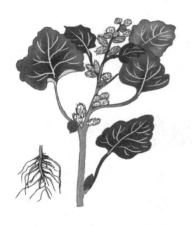

苍　耳

制用法：将苍耳子轻轻捶破，放入小铝杯中，加入麻油 50 毫升，用文火煮沸，去苍耳子。待油冷后，装入干燥清洁的玻璃瓶内备用。用时取消毒小棉签蘸油少许，涂于鼻腔内，每日 2～3 次，2 周为 1 个疗程。

功效：用于治疗慢性鼻炎有效。

 川芎猪脑治慢性鼻炎

原料：猪脑（或牛、羊脑）2 副，川芎、白芷各 10 克，辛黄花 15 克。

制用法：将猪脑剔去红筋，洗净，备用。将川芎等 3 味加清水 2 碗，煎至 1 碗。再将药汁倾炖盅内，加入猪脑，隔水炖熟。饮汤吃脑，常用有效。

功效：通窍，补脑，祛风，止痛。用于治疗慢性鼻炎之体质虚弱。

 芝麻油治鼻炎

原料：芝麻油适量。

制用法：以麻油滴入每侧鼻腔 3 滴，每日 3 次。

功效：清热润燥，消肿。用于治疗各种鼻炎。

咽喉炎

咽喉炎是咽喉部位黏膜的急性炎症。发病初期，咽喉处感到发热，刺痒和干燥不舒服。病重者咽喉肿痛，舌本强硬、涎潮、喘急、胸膈不利、吞食疼痛，伴有畏寒、发热、全身不适的症状。声音变为嘶哑，严重时失声。喉内多痰而不易咳出，常黏附于声带表面。

方一 金银花饮

原料：金银花16克，夏枯草9克，桔梗6克，牛蒡子、野菊花各3克。

制用法：水煎服，头二煎组合，分3次服，每日1剂。

功效：消炎止痛。

备注：本方是云南石林地区苗族医生邓维凡经验良方。

方二 雪梅丹

原料：大青梅1枚，明矾3克，冰片、人工麝香各2克。

制用法：将青梅去核，明矾末入内，武火煅梅烬，去梅勿用，只用明矾，再加冰片、人工麝香、磁罐收藏。吹喉内，吐痰涎而愈。

功效：对咽喉炎、咽喉肿痛者很有效果。

备注：本方是贵州布衣族彭苍天经验良方。

方三 酸梅汤治疗咽喉肿痛

原料：橄榄60克，酸梅10克，白糖适量。

制用法：将橄榄、酸梅分别洗净去核，加水600毫升，文火煮半小时，去渣，下白糖溶化。当茶饮。

功效：解毒利咽。适用于急性咽炎、扁桃体炎、咳嗽痰多、酒醉烦渴。

方 四　蒲公英板蓝根治疗咽炎

原料：蒲公英 50 克，板蓝根 30 克。

制用法：水煎，每日 1 剂，分 2 次口服。

功效：清热解毒。用于治疗咽喉炎。

方 五　西瓜白霜治咽喉炎

原料：大西瓜 1 个，朴硝适量。

制用法：在西瓜蒂上切一小孔，挖去瓤籽，装满朴硝，仍以蒂部盖上，用绳缚定，悬挂于通风处，待析出白霜，以鹅毛扫下，研细，贮于瓶中备用。用时以笔管将白霜吹于喉部。

功效：清热消肿。用于治疗咽喉炎。

方 六　白糖海带治慢性咽炎

原料：水发海带 500 克，白糖 250 克。

制用法：将海带漂洗干净，切丝，放锅内加水适量煮熟，捞出，放在小盆里，拌入白糖腌渍 1 日后即可。食用，每日 2 次，每次 50 克。

功效：软坚散结。用于治疗慢性咽炎。

方 七　猫爪草治慢性咽炎

原料：猫爪草 25 克，绿豆 50 克。

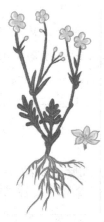

猫爪草

制用法：上药加适量水，煎取 500 毫升，分 3 次饮用。

功效：用于治疗慢性咽炎。

方 八　点地梅治咽喉炎

原料：点地梅 30 克。

制用法：水煎 300 毫升，分 3 次，早、中、晚各含服 100 毫升（即每次将煎好的汤药饮含于口中约 1 分钟，然后咽下）。每日 1 剂。

功效：用于治疗咽喉炎。

牙 痛

牙痛是由牙病引起，可分以下几种情况：龋齿牙痛为牙体腐蚀有小孔，遇到冷、热、甜、酸时才感到疼痛；患急性牙髓炎是引起剧烈牙痛的主要原因；患急性牙周膜炎，疼痛剧烈，呈持续性跳痛；急性智齿冠周炎，主要是第三磨牙位置不正，牙冠面上部分有龈覆盖和食物嵌塞，容易发炎而致该症。

 加味五女煎

原料：石膏（先煎）25 克，生地黄 16 克，牛膝、麦门冬、知母、玄参各 9 克，牡丹皮 5 克，薄荷 1 克。

制用法：用清水 2 碗煎 1 碗，加生盐 1 小撮顿服。

功效：主治牙龈红肿疼痛。

备注：本方是浙江义乌原老中医卢德生经秘方。

治龋齿作痛秘方

原料：醋 1 碗，青矾 16 克。

制用法：用醋将青矾煮沸，取出待冷后含于口中，忌咽下，每含一次觉齿中微痛时，吐出再含再吐，如此 5～6 次即可。

功效：主治龋齿作痛。

备注：本方是广东儋县新州名老中医符启熊家传四世秘方。

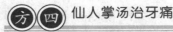 **辣椒皮治牙痛**

原料：辣椒皮。

制用法：将辣椒皮切开反卷。放入痛牙。

功效：用于治疗牙痛。

仙人掌汤治牙痛

原料：仙人掌 30 克。

制用法：将仙人掌去皮刺洗净，入铁锅内，加水 500 毫升，煮沸 20 分钟，趁热喝汤。可同时将煎过的仙人掌服食，效果更佳。

功效：用于治疗牙痛。

方五　茄子头治牙痛

原料：带把的茄子适量。

制用法：将带把的茄子头放入烤箱中烤，烤时火小一点，不要烤煳，煳了就失效。烤干后碾成粉末，装在密闭的器皿中。牙痛时，用制好的粉末撒一点在牙齿周围，一般 10 分钟就能止痛。

功效：用于治疗牙痛。

方六　生石膏治风火牙痛

原料：生石膏、玄参、升麻各 9 克，细辛 3 克。

制用法：每日 1 剂。冷水煎 20 分钟，取头汁，复用温水煎 15 分钟取 2 汁。两汁混合，早、晚饭后各服 1 次。入夜痛甚者，细辛可加至 4.5～5 克。

功效：用于治疗风火牙痛。

方七　大黄蜈蚣治疗牙痛

原料：大黄 5 克，蜈蚣 1 条。

制用法：共研细末，温开水冲服，1 次服完。孕妇忌用。

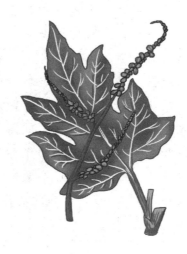

大　黄

功效：泻火解毒。用于治疗牙痛，尤其适用于胃火牙痛。

方八　松树叶治疗牙痛

原料：松柏叶子适量。

制用法：洗净后用沙锅加水煎煮开一会儿，然后取汁水，每日含服和吞服 3 次。即先服、后含服各两汤匙。

功效：用于治疗各种牙痛。

牙周炎

牙周病是人类疾病中分布最广的疾患之一，其特点是牙周组织呈慢性破坏，而自觉症状不明显，多为一般人所不注意，一旦发生牙齿出血、溢脓、牙齿松动、移位或出现牙周脓肿，或者症状加剧始来就医。若牙周病未经有效治疗，其牙齿丧失的数目常不是单个的，而是多数牙甚至全口牙同时受累。牙周病在成年之前很少发生，而在青壮年后发病迅速。随着年龄的增高，患病的人数增加，而且病情加重。因此牙周病的早防早治很重要。牙龈出血、口臭是它的早期症状，一旦发现应早做治疗。中医学称之为"牙齿动摇"、"牙齿松动"、"齿动"，古代就有详细描述，在治疗上也有丰富的记载。

 乌贼骨粉治牙周病

原料：乌贼骨粉50克，槐花炭、地榆炭、儿茶各5克，薄荷脑0.6克。

制用法：以上5味药对匀，装瓷瓶备用，每用时取少许刷牙，每日3次。

功效：用于治疗牙周病。

 白矾治牙周病

原料：白矾、风化硝、食盐各15克。

制用法：加蒸馏水100毫升溶解过滤，刷牙用。

功效：用于治疗牙周病。

 丝瓜蔓藤治牙周病

原料：丝瓜蔓藤20克，阴干。

制用法：火煅存性研末，搽牙缝，即止。

功效：用于治疗牙周病。

 骨碎补治牙齿动摇

原料：骨碎补30克，黑桑

葚子、炒食盐各 15 克，胡桃 24 克去皮，煨去油。

制用法：上药共研细末。搽敷牙龈，每日早、晚各 1 次。

功效：有益肾固齿、凉血泻火之效。用于治疗牙齿动摇、牙龈红肿疼痛。

鲫鱼治牙周病

原料：大活鲫鱼 1 尾，去肠留鳞。五倍子、明矾各 6 克，研末，填入鱼腹。

制用法：以黄泥封固烧存性，研为细末（或为丸），以黄酒送下，每服 3 克，每日 3 次。

功效：用于治疗牙周病。

方六 五倍子治牙周病

原料：五倍子、干地龙（微炒）各 15 克。

制用法：共研细末，用时先用生姜揩牙根，后撒上药末。每晚 1 次，7 日之内不咬硬物。

功效：用于治疗牙齿松动。

方七 瓦松治牙周病

原料：瓦松、白矾各适量。

制用法：等份水煎，徐徐漱之。

功效：用于治疗牙周病。

马鞭草治牙周病

原料：马鞭草 30 克。

制用法：水煎服，每日 1 剂。

功效：用于治疗牙周病。

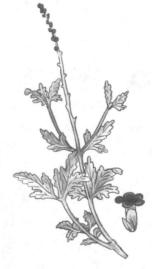

马鞭草

方九 芥菜根治牙周病

原料：芥菜根 15 克。

制用法：烧存性研末，频敷患处。

功效：用于治疗牙周病。

口　疮

该病不同年龄的男女均可发生。多由上焦实热，中焦虚寒，下焦阴火，各经传变所致。口疮往往反复发作不愈，严重时可影响进食。其临床特征是：口腔内唇、颊、上腭等处黏膜出现淡黄色或灰白色之小溃疡面，单个或多个不等，呈椭圆形，周围红晕，表面凹陷，局部灼痛，反复发作。

方一　口炎散治口腔炎

原料：山豆根、大黄各 30 克，黄连 15 克，人中白 2 克，青黛 20 克，砂仁 10 克，孩儿茶、枯矾、没药各 15 克，冰片 3 克。

制用法：上药共研细末，过 100 目筛，装瓶消毒备用。口腔消毒，用 2% 龙胆紫调敷患处。

功效：消炎止痛。

备注：引自 1985 年《四川中医》第 4 期。

方二　维生素 C 治疗口腔溃疡

原料：维生素 C 片适量。

制用法：研成粉末，敷在口腔溃疡处，每日 2～3 次。如溃疡面较大，应先用刮匙清除溃疡面上的渗出物，再敷维生素 C 粉末。

功效：消炎解毒。用于治疗口腔溃疡，一般 1～3 日可痊愈。

方三　附子肉桂水泡脚治口疮

原料：附子、肉桂、吴茱萸各 15 克。

制用法：将上药加清水适量，浸泡 20 分钟，煎数沸，取药液与 1500 毫升开水同入脚盆中，趁热熏蒸，待温度适宜时泡洗双脚。每日 2 次，每次 40 分钟，病愈即止。

功效：适用于虚火口疮。

三黄牛膝水泡脚治口疮

原料：川黄连、黄芩、生大黄各 15 克，牛膝 9 克。

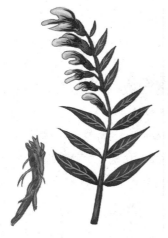

黄 芩

制用法：将上药加清水适量，煎煮 30 分钟，去渣取汁，取 1 杯漱口，余液与2000毫升开水一起倒入盆中，待温度适宜时泡洗双脚。每日 1 次，每次泡洗 40 分钟，10 日为 1 个疗程。

功效：适用于实证口疮。

向日葵秆心治疗口疮

原料：向日葵秆内的心。

制用法：烧成炭，用香油调匀，搽于患处。

功效：用于治疗口疮、口腔炎。

苋菜头治疗口疮

原料：苋菜头、籽适量。

制用法：烧存性研末，搽涂患处。或用香油调搽。亦可煎水作漱剂。

功效：用于治疗口疮、口腔炎。

霜茄子治疗口疮

原料：霜后茄子。

制用法：晾干研末，抹口内每日 3 次。

功效：用于治疗口疮、口腔炎。

口 臭

口臭是指因胃肠积热、口腔疾病、慢性疾病而致呼气时口内发出难闻的气味。龋齿（蛀）、牙龈瘘管或牙龈发炎、牙周炎、鼻窦化脓、扁桃体脓肿、消化道疾病、糖尿病、消化不良等都可引起口臭。

方一 雄黄治口臭

原料：雄黄、青黛、甘草、冰片各6克，牛黄、黄柏、龙胆草各3克。

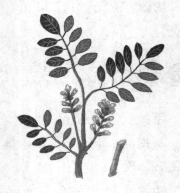

甘草

制用法：将各药研极细，取10克，加入白开水100毫升，漱口，每日4次。

功效：用于治疗口臭。

方二 口臭难闻秘方

原料：荔枝肉2枚。

制用法：每晚临卧时含于口中，次早吐出，连用半月。

功效：主治口臭。

备注：本方是安徽名老中医余登甫经秘方。

方三 石膏煅治口臭

原料：石膏煅、硼砂各1.5克，黄柏、甘草各0.9克，青黛0.6克，牛黄、冰片各0.3克。

制用法：共研极细末。先以板蓝根、金银花各10克浸水漱口，再含药末少许，每日3～6次。

功效：用于治疗慢性口腔干燥及口臭。

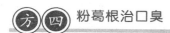

方四 粉葛根治口臭

原料：粉葛根 30 克，藿香、白芷各 12 克，木香 10 克，公丁香 6 克。

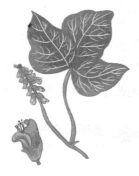

葛 根

制用法：加水煎汤，时间不宜久煎，分多次含漱。每日 1 剂。口腔溃疡者不宜采用。

功效：用于治疗口臭。

方五 大黄治口臭

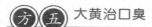

原料：大黄、冰片各适量。

制用法：大黄炒炭为末，每日晨起用大黄炭末适量酌加少许冰片，刷牙漱口。

功效：用于治疗口臭。

方六 荆芥穗治口臭

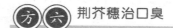

原料：荆芥穗、薄荷、薏苡仁、滑石、石膏各 9 克，桔梗、枳壳、生地黄、白僵蚕、黄柏各 6 克，防风、前胡、猪苓、泽泻各 4.5 克，黄连、竹叶各 3 克，青黛 1.5 克。

制用法：水煎服，每日 1 剂。

功效：用于治疗口腔干燥及口臭。

失 音

失音即嘶哑，是指声音失去正常的圆润清亮的音调，常见于喉炎、声带麻痹、喉肿瘤等症。中年以上的患者，若声音嘶哑持续不愈，应考虑喉部肿瘤的可能，须及时就医诊治。

 "金嗓子"方

原料：皮蛋2个，冰糖31克。

制用法：同煎一大碗汤服之，早、晚各服1次。

功效：主治声音沙哑。

备注：本方为昔日伶人所常用。将要演讲或歌唱者可预服，以防音哑。

方 二 腌雪里蕻治失音

原料：腌雪里蕻（老腌菜最佳）茎30克。

制用法：将菜洗净，切碎，用开水冲汤。待水温后含漱多次，余汤可内服。

功效：宣肺利咽。用治声音嘶哑及风寒痰盛咳嗽。

备注：本品辛散，凡患眼疾、痔疮者不宜食用。

方 三 天花粉治失音

原料：天花粉、玄参各9克，青黛、地骨皮各6克，冰片1.2克，牛黄3克，知母、川贝母各18克。

制用法：上为细末，以藕汁熬膏为丸，如弹子大。噙化润下。

功效：主治失音。

方 四 青果膏治失音

原料：鲜青果5000克，胖大海120克，锦灯笼60克，山豆根30克，天花粉、麦门冬、诃子肉各 120 克。

制用法：上药切碎，水煎 3 次，分次过滤后去渣，滤液合并，用文火熬煎浓缩至膏状，以不渗纸为度。每 30 克膏汁对蜜 30 克。每服 9～15 克，每日 2 次，温开水调化送下。

功效：清咽止渴。主治咽喉肿痛，失音声哑，口燥舌干。

 双叶汤治外感音哑

原料：茶叶、紫苏叶各 3 克，盐 6 克。

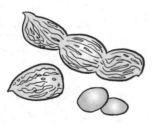

花　生

制用法：先用沙锅炒茶叶至焦，再将盐炒呈红色，同紫苏叶加水共煎汤。每日服 2 次。

功效：清热，宣肺，利咽。用于治疗外感引起的声音嘶哑症。

 花生米汤治失音

原料：花生米（连内皮）60 克。

制用法：用 1 碗水煮花生米，开锅后改用文火煨熟。可吃可饮，一次用完，每日 1 次。

功效：润肺利咽。用于治疗外感引起的失音。

 冰糖梨水养护声带

原料：冰糖 50 克，梨（鸭梨、秋梨或雪梨）2 个。

制用法：将梨洗净切块，同冰糖共放入锅中加水煮烂。日分 2 次服。

功效：清肺润喉，消痰降火。用于治疗音哑，对嗓子有保护作用，对肺热久咳病人亦有较好疗效。

 胖大海糖水治干咳失音

原料：胖大海 5 枚，冰糖适量。

制用法：胖大海洗净，同冰糖放入碗内，冲入开水，浸泡半小时。当茶饮用，隔半日再冲水泡一次，每日 2 次。2～3 日见效。

功效：清热解毒润肺。用于治疗干咳失音、咽干嘶痛、扁桃体炎、牙龈肿痛及内痔出血等。

第十章 DISHIZHANG

秘治皮肤科病

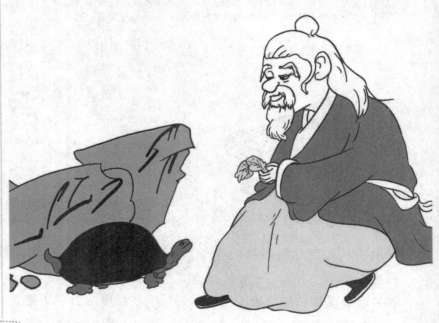

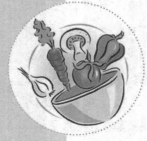

本章看点 ▼

痱 子

痱子是一种夏令常见的皮肤损害。常由外界气温增高时，汗液分泌过多而停留于皮肤表面所致。表现多为密集红色小豆疹或小疱，感染后可发展成脓疱疮或疖肿。发生的部位以头面、胸、腹、肩颈、肘窝和股部较多。有瘙痒和灼热感。

方一 温泉精治痱子

原料：温泉精适量。

制用法：每天用 1～2 汤匙的分量泡在温水中洗澡。

功效：用于治疗痱子。

备注：①若没有完全治好，可用半碗的水加入温泉精，浓度较洗澡时加倍，用棉花蘸濡患处，每日早、午、晚各 1 次，连续 4～5 日后就可收到很好治疗效果。②使用本方时忌用肥皂。

方二 生石膏治痱子

原料：生石膏 50 克，茶叶 10 克。

制用法：共研细末，撒患处，每日 1～2 次。

功效：用于治疗痱子。

方三 生蒲黄治痱子

原料：生蒲黄 30 克，枯矾 10 克。

制用法：共研末，撒患处，每日 2 次。

功效：用于治疗痱子。

方四 丝瓜叶黄柏治痱子

原料：丝瓜叶 100 克，黄柏 20 克。

制用法：晒干研末，撒患处，每日 1～2 次。

功效：用于治疗痱子。

功效：用于治疗痱子。

方八 丝瓜叶汁凉血解毒

原料：鲜嫩丝瓜叶适量。

制用法：洗净，切碎，捣如泥状，用干净纱布绞挤汁液。以汁涂搽患处，每日 1～2 次。

功效：用于治疗痱子、疖肿、癣等。

方九 苦瓜汁治疗痱子

原料：鲜苦瓜 1 个。

制用法：将苦瓜切丝，装碗中，加食盐 1 撮（0.3～0.5克），搅拌，腌制几分钟，揉汁搽患处，每日1～2次。

功效：清热解毒。用于治疗痱子，1～2天即可见效。

方十 黄瓜治小儿痱子

原料：黄瓜 1 条。

制用法：洗净，切片。涂搽患处，每日洗澡后及临睡前各 1 次。

功效：清热解毒。用于治疗痱子。

方五 枇杷叶治疗痱子

原料：枇杷叶 60 克。

制用法：将枇杷叶洗净，加水煎汤，加水适量洗澡。

功效：用于治疗痱子。

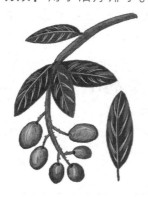

枇　杷

方六 苦参治痱子

原料：苦参 60 克，浮萍 30 克。

制用法：水煎洗患处，每日 2～3 次。

功效：用于治疗痱子。

方七 芹菜治痱子

原料：芹菜 100 克，花椒 6 克。

制用法：水煎洗患处，每

冻 疮

冻疮是指局部皮肤、肌肉因寒气侵袭、血脉凝滞，形成局部血液循环障碍，而致皮肉损伤的疾患。常由耐寒性差，或暴冷着热与暴热着冷等引起。多患于手、足、耳郭等暴露部位，初起局部皮肤呈苍白漫肿、麻木冷感，继则呈青紫色，或有斑块、边沿赤红、自觉灼痛、瘙痒。轻者10天左右自行消散，重者则疼痛加剧，可出现紫血疱，皮肤溃烂，一般收口缓慢，至天暖才愈。

方一 花生皮治冻疮

原料：花生皮、醋、樟脑、酒精各适量。

制用法：先将花生皮炒黄，研碎，过筛成粉末，每50克加醋100毫升调成糊状，放入樟脑粉1克、酒精少许调匀。将药敷于患处，用纱布包好固定，一般轻症2～3日可愈。

功效：活血，消肿。用于治疗冻伤初起局部红肿发痒未溃烂者。

方二 当归预防冻疮

原料：当归20克，肉桂

6克。

制用法：2味药煎浓汁去渣备用，取粳米150克，加水煮粥至熟，加入药汁和红糖适量，温服。

功效：预防冻疮。

方三 熟萝卜治冻疮

原料：萝卜适量。

制用法：将萝卜切厚片，煮熟。敷患处，凉则换。每日数次。

功效：用于治疗冻疮未破者。

方四 马勃外敷治疗冻疮

原料：马勃1块。

制用法：将疮面先涂以一层土霉素软膏，再敷上适量马勃，包扎3～4日。

功效：解毒，止血，收敛。适用于冻疮溃烂者。

 活蟹治疗冻疮溃烂

原料：活蟹1只，蜂蜜适量。

制用法：活蟹烧存性，研成细末，以蜂蜜调匀。涂于患处，每日更换2次。

功效：清热解毒，疗疮排脓。用于治疗冻疮溃烂不敛。

方六 **熟大蒜治冻疮**

原料：大蒜1个。

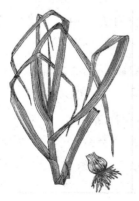

大　蒜

制用法：将大蒜去皮放锅内蒸熟后取出。涂擦1～2次即可见效。

功效：用于治疗冻疮。

 鲜松针汤治冻疮

原料：鲜松针适量。

制用法：将鲜松针水煎。浸洗患处，每日2次。

功效：用于治疗冻疮。

 山药治疗冻疮

原料：山药1段。

制用法：将山药洗净，捣泥敷之，隔夜即效。

功效：适用于冻疮每年冬季复发者。

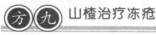 **山楂治疗冻疮**

原料：鲜山楂100克。

制用法：将山楂烧熟捣烂，敷患处。

功效：活血散瘀。适用于新旧冻疮。

痤 疮

　　痤疮又称粉刺，是青春期常见的皮肤病。好发于青年男女面、胸、背部的毛囊、皮脂腺的慢性炎症，多由过食肥甘厚味、脾胃虚热、内蕴上蒸、外受风邪等因素所致。该病与祖国文献中记载的"肺风粉刺"相类似。其临床特征是：患者颜面等处发生散在的针头或颗粒大小的粟疹，或见黑头，能挤出粉渣样分泌物。

 香油使君子治粉刺

　　原料：香油、使君子适量。

　　制用法：使君子去壳，取出种仁放入铁锅内文火炒至微有香味，晾凉，放入香油内浸泡1～2日。每晚睡前吃使君子仁3个（成人量），10日为1个疗程。

　　功效：健脾胃，润燥，消积，杀虫。用于治疗面部粉刺、酒糟鼻。

　　备注：使君子不宜用量过大，否则可引起反胃恶心、眩晕等不良反应。服用使君子时，不要饮茶，否则也会有上述反应。

 丹紫黄白汤治痤疮

　　原料：丹参20克，紫草10克，制大黄9克，白花蛇舌草20克，神曲15克。

　　制用法：每日1剂，煎2遍和匀，早晚分服。

　　功效：丹参活血化瘀，近代研究丹参酮抗菌消炎，有报告用以治疗痤疮；紫草凉血解毒，近代研究有抑菌消炎作用；大黄有泻火凉血、通便解毒之功；白花蛇舌草清热解毒为治疗疮疖肿毒之良药。因为以上4药均为寒凉之品，恐碍脾胃，故用神曲以保护脾胃。

　　备注：①脓疱严重者加野

菊花、连翘各15克，清热解毒，黄芪20克托里排脓；痒者加蝉蜕祛风止痒；同时外涂冰片三黄散：冰片3克，川黄连、生大黄、硫磺各10克，研极细末，香油调涂之，每日2次。②不能用手挤压损害，预防感染。保持皮肤清洁，常用温水香皂洗脸，以除去油垢。少吃脂肪和糖类，忌烟酒及辛辣刺激性食物，多吃蔬菜，纠正便秘。

 丹参治疗痤疮

原料：丹参100克。

制用法：将丹参研成细粉，装瓶备用。每次3克，每日3次内服。

功效：活血化瘀，治疗痤疮。一般服药2周后痤疮开始好转，6～8周痤疮数减少。以后可逐渐减量（每日1次，每次3克），巩固疗效后，可停药。

 丝瓜藤水治痤疮

原料：丝瓜藤水适量。

制用法：丝瓜藤生长旺盛时期，在离地1米以上处将茎剪断，把根部剪断部分插入瓶中（勿着瓶底），以胶布护住瓶口，放置1昼夜，藤茎中有清汁滴出，即可得丝瓜藤水擦患处。

功效：清热，润肤。用于治疗粉刺，痤疮。

 白芷苦参治粉刺

原料：白芷10～30克，苦参5～10克，白花蛇舌草10～30克，丹参20～30克，川椒3～5克，淫羊藿、甘草各5～10克。

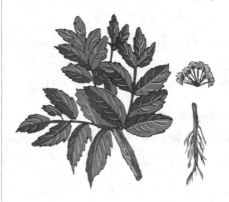

白　芷

制用法：水煎服。

功效：用于治疗粉刺。

湿　疹

湿疹是一种由多种内外因素引起过敏反应的急性、亚急性皮肤病。其临床特征分别为：急性湿疹为红斑、丘疹、水疱、脓疱、奇痒等，并在皮肤上呈弥漫性发布。慢性湿疹由急性湿疹演变而来，反复发作，长期不愈。皮肤肥厚，表面粗糙，患部皮肤呈暗红色及有色素沉着，呈苔癣样。男女老幼皆可发病，无明显的季节性，冬季较常发生。

 蜂蜜治湿疹

原料：蜂蜜适量。

制用法：将蜂蜜放入 1 小杯水中溶化，用它来涂抹患部，每日2～3次，2～3 日即可止痒，1 星期后即可痊愈。

功效：有效治疗湿疹，且可防伤口化脓。

备注：本方是民间秘方。

 黄花菜饮治湿疹

原料：黄花菜鲜根，即苜蓿菜 30 克。

制用法：水煎去渣饮服。

功效：清热利湿，用于治疗湿疹。

 绿豆饮治湿疹

原料：绿豆适量。

制用法：煎水饮用。

功效：清热解毒，清暑利湿。

方 四 菊花茶治湿疹

原料：菊花 5 克。

制用法：开水冲泡，饮用。

功效：用于治疗湿疹。

方 五 荷叶粥治湿疹

原料：粳米 30 克，鲜荷叶

1张。

制用法：常法煮粥，待粥煮熟时，取荷叶洗净，覆盖粥上，再微煮少顷，揭去荷叶，粥成淡绿色，调匀即可。加食糖少许食用。

功效：用于治疗湿疹。

 方六　金银花茶治湿疹

原料：金银花15克。

制用法：煎水，加糖适量，饮用。

功效：用于治疗湿疹。

 方七　蝉蜕治湿疹

原料：蝉蜕5克，苦参10克，土茯苓15克，生薏苡仁、白蒺藜、地肤子、白鲜皮、焦山栀子各10克，生甘草5克，苍术10克。

制用法：水煎服，每日1剂。

功效：清热解毒，祛风化湿。用于治疗小儿急性湿疹。

 方八　冬瓜粥治湿疹

原料：粳米30克，冬瓜适量。

制用法：加水同煮食用。

功效：用于治疗湿疹。

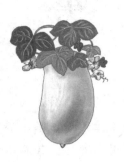

冬　瓜

 方九　食盐明矾汤治湿疹

原料：食盐6克，明矾50克。

制用法：冲开水洗涤。

功效：用于治疗湿疹。

 方十　米糠油治疗湿疹

原料：米糠适量。

制用法：以碗1只，用粗纸（最好是韧性的纸）糊好，取细针在纸上刺无数小孔，再将米糠放上（可堆得稍高些），加炭火1小块缓缓烧，等烧至接近纸面时，将米糠拨去，勿使纸烧破，油即下入碗中，用时取油涂患处。

功效：用于治疗湿疹。

脱　发

　　脱发是由多种原因引起的毛发脱落的现象，生理性的如妊娠、分娩；病理性的如伤寒、肺炎、痢疾、贫血及癌肿等都可能引起脱发。另外，用脑过度、营养不良、内分泌失调等也可能引起脱发。在临床上分为脂溢性脱发、先天性脱发、症状性脱发、斑秃等。中医学认为脱发多由肾虚、血虚，不能上荣于毛发；或血热风燥、湿热上蒸所致。

方一　生发汤治疗青年脱发

　　原料：制何首乌 20～30 克，生地黄、菟丝子各 15～20 克，当归、天麻各 10 克，白芍药 15 克，川芎 6 克，蛇蜕 8 克（无蛇蜕可用蝉蜕 10 克代之，效果稍逊）。

　　制用法：每剂药煎 3 次，前 1、2 次煎液内服，第三次煎液洗头。每日 1 剂。

　　功效：用于治疗青年脱发。

　　备注：①头皮瘙痒重者加百部、地肤子、白鲜皮各 10～15 克；头皮脱屑多者加白蒺藜 15～20 克；阴虚内热重（五心烦热或女子月经先期）加牡丹皮 8 克，地骨皮 12 克，女贞子

10～15 克，旱莲草 10 克。②治疗期间要节制房事。若有手淫不良习惯者，要纠正。并忌食辛辣刺激性食物。

方二　侧柏叶治脱发

　　原料：侧柏叶若干。

　　制用法：将侧柏叶阴干研细，以春油浸之。每朝蘸刷头，头发长出后，用猪胆汁入汤洗头。

　　功效：本方尤适用于妇女脱发。

方三　当归治脱发

　　原料：当归、何首乌、白

中国秘方养生治病一本通

鲜皮、王不留行、白芷各等份。

制用法：上药经过粉碎、笼蒸消毒后密封保存包装，每包10克。每晚用该药撒于头皮发根上，次日清晨梳去。每包一般可用3次。1个月为1个疗程。

功效：用于治疗脂溢性脱发。

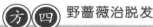 **野蔷薇治脱发**

原料：野蔷薇嫩枝100克，猢狲姜50克。

制用法：将药水煎百沸，取汁刷头。

功效：本方尤适用于病后脱发。

 榧子治脱发

原料：榧子3枚，胡桃2个，侧柏叶30克。

制用法：将药共捣浸雪水梳头，其头发不脱落，而且光润。

功效：本方尤适用于肾虚型脱发。

 何首乌粥治脱发

原料：何首乌30～60克，粳米100克，大枣5枚。

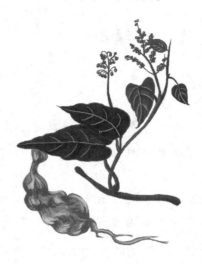

何首乌

制用法：用何首乌在沙锅里煎取浓汁去渣，放入粳米、大枣，文火煮粥，将成粥时加入红糖或冰糖，再沸片刻即可，每日服用1～2次。

功效：用于治疗脱发。

 透骨草汤治脱发

原料：透骨草45克。

制用法：每日1剂，水煎，先熏后洗头，熏、洗各20分钟，洗后勿用水冲洗头发。连用4～12日。

功效：祛风除湿，活血祛瘀。用于治疗脂溢性脱发。

白　发

　　白发不包括老年性自然衰老后所致的白发，而指因遗传因素或某些疾病所致的早年性白发症。现代医学认为，白发症主要是毛发黑素形成减少，由黑素细胞形成黑素的功能减弱，酪氨酸酶的活动减低所致。凡情绪过度紧张、用脑过度、忧虑、惊恐、神经外伤等都可能造成白发，此外，生慢性消耗性疾病时也可能出现白发。

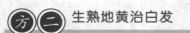 白埔姜子防治脱发白发

　　原料：白埔姜子、苦茶油、白醋各适量。

　　制用法：将白埔姜子研成细粉，每次用约1小酒杯的姜粉，与苦茶油、白醋调成药膏，再用梳子蘸药膏梳理头发。每次让药膏在头发上停留2小时以上，然后用热水将头发冲洗一遍。不得使用洗发精。起初2日擦1次，1周后则每周擦2次。

　　功效：对白发有神奇效果。

方 二　生熟地黄治白发

　　原料：生、熟地黄各2500克。

　　制用法：将两地黄研细，以蜜为丸，如绿豆大。每服10克，每日3次，白酒送下。

　　功效：可用于各个年龄组及不同性别的白发。

方 三　牛膝治青年白发

　　原料：牛膝2000克。

　　制用法：牛膝每次煎服20克，每日2次。

　　功效：本方尤适用于青壮年头发早白。

方 四　石榴汁治疗白发

　　原料：石榴适量。

　　制用法：连同皮核捣烂取

汁液，涂于须发上。

功效：用于治疗白发。能使白发渐渐变黑。

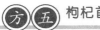 **枸杞首乌治疗白发**

原料：枸杞子、何首乌各15克。

制用法：冲泡代茶服，每天1剂。

功效：养阴补肾，乌发。用于治疗白发。

 生地桑葚治疗白发

原料：生地黄、桑葚子各30克，白糖15克。

制用法：将生地黄、桑葚子共捣末，每服3～5克，每日2～3次。

功效：补肾乌发。用于治疗白发。

 米醋大豆治白发

原料：米醋500毫升，黑大豆250克。

制用法：大豆用醋煮、去豆，再煎如糊状，染发。

功效：本方治女性白发尤其良好。

 巨胜子治白发

原料：巨胜子、菊花、茯苓各1000克。

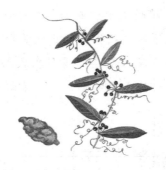

茯　苓

制用法：将药研末，以蜂蜜为丸如绿豆大。吞服，每日3次，3个月为1个疗程。

功效：本方治疗高血压，白发病人尤良。

 黑豆黑芝麻治疗白发

原料：黑豆、黑芝麻各250克，何首乌60克，熟地黄20克。

制用法：炒熟研末拌匀，炼蜜为丸，每粒大小如黄豆。每次服30～40粒，每天2次。

功效：养阴补肾，乌发。用于治疗白发。

鸡　眼

鸡眼是一种多见于足底及足趾的角质增生物。呈灰黄色或蜡黄色，系足上较突出部分的皮肤长期受压或摩擦，发生局限性角层增厚，其尖端逐渐深入皮层，圆形基底裸露皮外，坚硬如肉刺，行走时因鞋过紧，或脚部先天性畸形，长期重心固定，使尖端压迫神经末梢，产生疼痛。

 茉莉花茶治鸡眼

原料：茉莉花适量。

制用法：在口中嚼成糊状，敷在患处，再用胶布贴盖，5 日换 1 次。3～5 次鸡眼自行脱落。

功效：用于治疗鸡眼。

 贴橡皮膏治鸡眼

原料：橡皮膏适量。

制用法：用热水把鸡眼泡软发白后，将上边的老皮用小剪刀剪去，然后把橡皮膏剪成比鸡眼大些的方块贴上。过3～4 日揭下橡皮膏后，重复进行，坚持至鸡眼彻底治好为止。

功效：用于治疗鸡眼。

方 三 荔枝核治鸡眼

原料：荔枝核适量。

制用法：将上药在太阳下晒干，或置瓦片上（忌用铁器）焙干，碾压成粉，用不加色素的米醋混和如泥即成。将上药涂抹患处，荔核粉泥须把周围僵硬的皮盖严，上附脱脂棉，用纱布包扎，每晚将脚烫洗后换洗 1 次，轻者 3～5 日，重者10 日均可治好。

功效：用于治疗鸡眼。

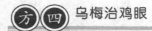 **乌梅治鸡眼**

原料：乌梅 2 个，米醋 20毫升。

制用法：将乌梅去核取肉并切碎，放入米醋中密封 24 小时即可使用。

功效：用于治疗鸡眼。

 半夏治鸡眼

原料：半夏适量。

制用法：研为细粉，先将鸡眼表面角化层用刀切破呈一小凹状，将适量半夏粉填敷后用胶布固定。

功效：用于治疗鸡眼。

 五倍子治鸡眼

原料：五倍子、生石灰、石龙脑、樟脑、轻粉、血竭各 1 克，凡士林 12 克。

制用法：各研细粉，调匀（可加温）成膏即成。先用热水泡洗患处，待鸡眼外皮变软后，用刀片仔细刮去鸡眼的角质层，贴上剪有中心孔的胶布（露出鸡眼），敷上此药，再用胶布贴在上面。每日换药 1 次。

功效：用于治疗鸡眼。

 紫果治鸡眼

原料：紫果、鲜品各适量。

制用法：加食盐适量捣烂，先把鸡眼厚皮刮去后，用此药外敷患处。每日 4～6 次。

功效：用于治疗鸡眼。

 无花果治赘疣、鸡眼

原料：未成熟的无花果。

制用法：捣烂，敷于患处。每日换药 2 次，数日见效。

功效：用于治疗赘疣、鸡眼。

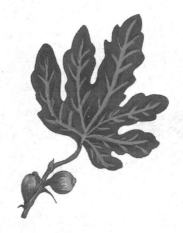

无花果

雀 斑

雀斑又名雀儿斑、雀子，是指皮肤暴露部位出现的褐色或淡褐色针头至黄豆大小的斑点，多见于女性，好发于面部，也可发生于颈部及手背部，只影响人的容貌。雀斑与阳光刺激有关，夏季表现更为显著。

方一 牙皂散治雀斑

原料：猪牙皂角、紫背浮萍、白梅肉各等份。

制用法：上共为末，每洗脸时搽洗，其斑自落，神效。

功效：主治雀斑。

方二 糯米膏治雀斑

原料：糯米 30 粒，生石灰半酒杯，碱面 6 克。

制用法：先将碱用温水溶化，然后倒入石灰内拌匀成泥状，再倒入另一稍大的杯中，将糯米扎入石灰泥内 1/2，把石灰泥杯覆盖在潮湿的地上，12 小时后，糯米已熟，将上半部

熟米调匀成膏。用时针挑膏点涂在雀斑上。涂后稍有痒痛感，约 10 分钟可消失。

功效：祛黑消斑。

方三 黑牵牛米治雀斑

原料：黑牵牛米适量，鸡蛋清适量。

制用法：将二者调匀，备用，在临睡前将调好的黑牵牛粉涂抹在脸上，晨起洗去。

功效：本方既可除雀斑，又能保护皮肤。

方四 丹参治雀斑

原料：丹参、浮萍、鸡血藤各 30 克，生地黄 20 克，连翘

15 克，红花、川芎、荆芥穗、生甘草各 10 克。

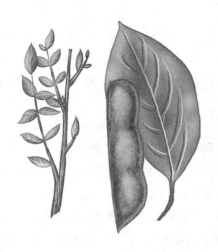

鸡血藤

制用法：水煎服。

功效：用于治疗雀斑。

 方五 桃花治雀斑

原料：桃花、冬瓜仁各等份，蜂蜜适量。

制用法：将桃花阴干，研成细粉，冬瓜子去壳，研末，加入蜂蜜调匀，夜晚以此蜜敷面，每晨起洗净，每日 1 次。

功效：理气活血，润养祛斑。对雀斑有效。

 方六 松脂治雀斑

原料：松脂 500 克，白茯苓 250 克。

制用法：为末，炼蜜为丸，梧桐子大。每服 30 丸，白汤下。

功效：用于治疗雀斑。

 方七 苍耳子治雀斑

原料：苍耳子若干。

制用法：将苍耳子做成粉，洗净，焙干，研成细粉，装瓶备用。每次饭后服 3 克，米汤送下，每日 3 次。

功效：适用于因风邪袭面、气血失和而致的雀斑。

方八 茵陈治雀斑

原料：茵陈 20 克，生地榆、老紫草各 15 克，赤芍药 10 克，地肤子、土茯苓各 15 克。

制用法：水煎服，每日 1 剂。

功效：清热凉血，消斑美容。适用于雀斑。

癣

癣主要包括头癣、手癣和脚癣等。

头癣是发生于头部毛发及皮肤的真菌病。表现为头发无光泽，脆而易断，头皮有时发红，有脱屑或结痂。结黄痂致永久性秃发的是黄癣，脱白屑而不损害毛发生长的是白癣，均有传染性。口服灰黄霉素有效，还应配合剃发、清洗和患处涂药。

手癣是由于真菌侵犯手部表皮所引起的浅部真菌性皮肤病，多以足部传染而来，亦可直接发病。其临床特点是，初起紫白斑点、瘙痒，以后叠起白皮而脱屑，日久则皮肤粗糙变厚延及全手。本病入冬易皲裂疼痛。

脚癣俗称脚湿气或香港脚，是由丝状真菌侵入足部表皮所引起的真菌性皮肤病。通过与病人共用拖鞋、脚布等传染。该病流行广泛，常发生在趾间或足底，表现为足趾间糜烂发白，奇痒难忍，抓破后露出红润面，常继发感染。

 方一　雄鸡睾丸治癣

原料：雄鸡睾丸。

制用法：把雄鸡睾丸一端切开少许，以暴露的横断面轻轻摩擦癣处，一颗可用2～3日，可贮放冰箱，以免腐化。如此每日摩擦4～5次，连续使用鸡睾丸3颗，即能发生效力。

备注：主治各种癣。

 方二　马料豆油治癣

原料：黑豆适量。

制用法：用长形铁皮筒装满豆粒，两头盖封，一头铁盖上钻小孔若干，用细铁丝缚定斜向悬架，于炭火盆上烧灼，有孔一头向下，下接以碗，黑豆烧灼后有油滴下，色如胶漆，这就是马料豆油，用来涂擦患部，有效。

备注：主治各种癣。

方三 葛根治足癣

原料：葛根、白矾、千里光各 70 克。

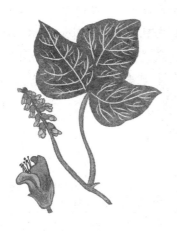

葛　根

制用法：烘干研为细末，密封包装每袋 40 克。患者每晚取药粉 1 袋倒入盆中，加温水 3000 毫升混匀，浸泡患足 20 分钟，7 日为 1 个疗程。

功效：主治足癣。

方四 藿香正气水治足癣

原料：藿香正气水 1 瓶。

制用法：置患足于温热水中浸泡洗净，搽干，再将藿香正气水涂于趾间患处，早、中、晚各 1 次。5 日为 1 个疗程。

功效：治足癣。

方五 鸡蛋治疗脚癣破溃

原料：鸡蛋 1 个。

制用法：取 1 个新鲜鸡蛋，打破后将其薄膜块撕下，贴在洗净的足癣破溃处，保留 12 小时。

功效：一般连续贴 3～5 次可治愈。如果在贴蛋膜前，用淘米水浸泡患脚数分钟，效果更佳。

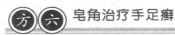**方六 皂角治疗手足癣**

原料：大皂角 4 条，陈醋 240 毫升。

制用法：将大皂角连籽打碎，入醋内煎开熏手，如痒先熏后洗，如痛单熏不洗。

功效：豁痰祛风，杀虫散结。用于治疗脚癣和灰指甲、痛肿、疥癣。

白癜风

白癜风又称白驳风、白癜、斑白，是一种后天性的局限性皮肤色素脱失症。常因皮肤色素消失而发生大小不等的白色斑片，好发于颜面和四肢，常无自觉症状。白斑部皮肤正常，只有对称性的大小不等的色素脱失症状。病因不明，可能是一种酪氨酸酶或其他酶受到干扰的自身免疫性疾病，并且与遗传因素和神经因素有一定的关系。白癜风周边常可见黑色素增多现象，皮损大小、形状、数目因人而异，可发生于人体表皮任何部位。

 木蝴蝶泡酒治白癜风

原料：木蝴蝶30克，白酒500毫升。

制用法：将木蝴蝶浸泡2～3日后，酒变色后开始擦患处，坚持每天早、晚各擦1次。

功效：本方主治白癜风。

 柠檬硫磺治白癜风

原料：柠檬、硫磺各适量。

制用法：在中药房购得硫磺粉，每日以柠檬蘸硫磺粉擦患处，慢者10日，快者1星期可痊愈。

功效：本方主治白癜风。

 大黄治疗白癜风

原料：生大黄50克，甘油、酒精各适量。

制用法：将大黄研末，过120目筛后加甘油20克，95％酒精适量，调匀成糊状，瓶装密封备用。用时先将患处用温开水洗净，晾干后用药膏涂擦，每日早、晚各1次。

功效：破积行瘀。用于治疗白癜风。

无花果叶治白癜风

原料：无花果叶、烧酒各适量。

制用法：将果叶洗净，切细，用烧酒浸5日。以此酒涂擦患处，每日3次。涂擦此药后晒太阳半小时。

功效：用于治疗白癜风。

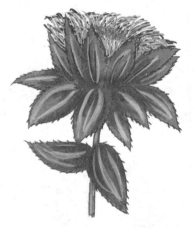**红花当归饮治疗白癜风**

原料：红花、当归各10克。

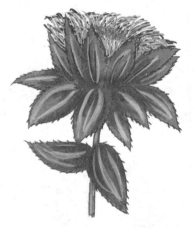

红　花

制用法：水煎，分2次服，每日1剂。

功效：活血祛瘀。用于治疗白癜风。

鳝鱼治疗白癜风

原料：鲜活白鳝鱼适量。

制用法：将鳝鱼洗净、晒干，放油中煎枯，取油外搽患处。

功效：用于治疗白癜风。

何首乌治白癜风

原料：何首乌、荆芥穗、苍术米泔浸1宿，焙干、苦参各等份。

制用法：上为细末。用好肥皂角1500克（去皮、弦），于瓷器内熬为膏，和为丸，如梧桐子大。每服30～50丸，空腹时用酒或茶送下。

功效：用于治疗白癜风。

备注：服药期间，忌食一切动风之物。

尖锐湿疣

尖锐湿疣是由病毒引起的性传播疾病，病原体是人乳头瘤病毒，多半通过性交感染，在上皮细胞内生长，温暖潮湿的环境更易繁殖。其好发部位在皮肤、黏膜交界的温暖湿润处，如阴部、肛周、阴茎等。初起为小而柔软的疣状淡红色丘疹，以后逐渐增大增多，表面凹凸不平，呈乳头样或菜花样，根部可有蒂，表面湿润，可因潮湿刺激浸渍而破溃、糜烂、出血。疣体巨大，可覆盖整个阴部。尖锐湿疣偶可见于生殖器以外的部位，如腋窝、脐窝、乳房、趾间等。

方一 黄连素粉治尖锐湿疣

原料：黄连素粉 2 克，轻粉 1 克，冰片 5 克，薄荷脑 3 克，茶油 50 毫升。

制用法：将上药共调成糊状，装瓶，同时以棉签蘸药点在患处（药不宜多），再配合西医治疗。

功效：去腐生肌，消炎，止痒。

方二 青黛治尖锐湿疣

原料：青黛、苍术、黄柏各 40 克。

制用法：上药共研细末，用花生油调匀，涂搽患处，每日

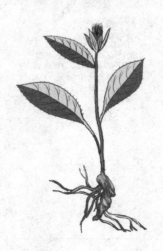

苍 术

2次。

功效：用于治疗尖锐湿疣。

 千金散治尖锐湿疣

原料：千金散、青黛散、二妙散、三妙散各适量。

制用法：外涂。

功效：用于治疗尖锐湿疣。

黄芪治尖锐湿疣

原料：黄芪、黄柏、苦参、薏苡仁各 15 克。

制用法：上药研细末，用竹板敷于患处，轻轻用力摩擦使药粉与患处紧贴。每次用 0.5～1 克，10 次为 1 个疗程。一般 1～2 个疗程可愈。

功效：用于治疗尖锐湿疣。

 马齿苋治尖锐湿疣

原料：马齿苋 60 克，大青叶 30 克，明矾 21 克。

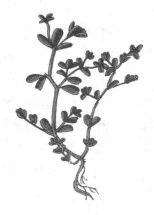

马齿苋

制用法：煎水先熏后洗，每日 2 次，每次 15 分钟。熏洗后，外用六一散 30 克，枯矾粉 9 克，混合后撒疣体上。

功效：用于治疗尖锐湿疣。

带状疱疹

带状疱疹是一种由病毒引起的皮肤病，可发生于身体任何部位，但以腰背为多见。病人感染病毒后，往往暂不发生症状，病毒潜伏在脊髓后根神经节的神经元中，在机体免疫功能减退时才引起发病，如感染、肿瘤、外伤、疲劳及使用免疫抑制剂时等。本病好发于三叉神经、椎神经、肋间神经和腰骶神经的分布区，初起时患部往往有瘙痒、灼热或痛的感觉，有时有全身不适、发热、食欲不振等前驱期症状，随后有不规则的红斑、斑丘疹出现，很快演变成绿豆大小的集簇状小水疱，疱液澄清，周围绕以红晕。数日内水疱干涸，可有暗黑色结痂，或出现色素沉着；与此同时不断有新疹出现，新旧疹群依神经走行分布，排列呈带状；疹群之间皮肤正常。有些患者皮损完全消退后，仍可留有神经痛，多数病人在发病期间疼痛明显，少数病人可无疼痛或仅有轻度痒感。

 马齿苋膏治带状疱疹

原料：新鲜马齿苋 100 克。

制用法：将新采的鲜马齿苋洗净，切碎，捣成糊状涂敷患处，日换 1～2 次。如已破溃用野菊花煎汤洗净后再敷药。

功效：本品具有清热解毒、凉血消肿之功，对热毒疮疡内服外敷均佳，故用以治疗本病亦有良效。

备注：①如已破溃者加黄连粉 10 克同敷。②疱疹切勿刺破，以防继发感染。

 龙胆草治带状疱疹

原料：龙胆草、当归、王不留行各等份。

制用法：将龙胆草、当归

粉碎后过120目筛，每次内服4克，每日3次。同时王不留行用文火炒黄研细末，用麻油调匀，每日3次。敷患处。

功效：主治带状疱疹。

 雄黄治带状疱疹

原料：雄黄20克，大黄40克，冰片、硼砂、滑石粉、地榆、赤芍药各20克。

制用法：共为极细末，用米醋调成稀糊状。用时，把药物涂于患处，上敷油纸或塑料纸，然后用纱布、胶布固定。每日换药1次。

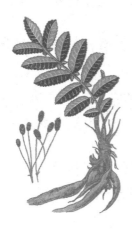

地　榆

功效：用于治疗带状疱疹。

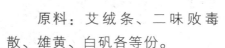 艾绒条治带状疱疹

原料：艾绒条、二味败毒散、雄黄、白矾各等份。

制用法：围绕红肿及簇集水疱群的周围皮肤，用艾绒条点灸，每隔1～2厘米点灸一下，每日点灸1次。再在患处外敷2味药败毒散，每日1次。

功效：用于治疗带状疱疹。

 老茶树叶治带状疱疹

原料：老茶树叶适量。

制用法：将茶树叶晒干，研细，以浓茶汁调和。涂患处，每日2～3次。

功效：清热，利尿。用于治疗带状疱疹。

 豆腐皮治带状疱疹

原料：豆腐皮30克。

制用法：焙干研末。麻油调涂。每日1～3次。

功效：用于治疗腰、肩、胸胁部疱疹。

梅　毒

　　梅毒即杨梅症，是一种主要通过性活动中梅毒螺旋体传染的一种性病。本病症状各种各样，时隐时现，病程持续很长，潜伏多年而无明显症状（隐性梅毒），也可由孕妇直接传给胎儿（胎传梅毒）。少数病人通过病损部位接触或污染物的接触而患病。梅毒早期主要侵犯皮肤及黏膜，晚期可侵犯心血管系统及中枢神经系统，多发生于男女前后阴部，也可见口唇、乳房、眼睑等处。初起患部为粟米大丘疹或硬块，四周亮如水晶，破后成溃疡，色紫红无脓水，四周坚硬凸起，中间凹陷，常单发。后天性梅毒（受感染的获得性梅毒）临床上分为三期。

　　一期梅毒：潜伏3周左右后出现在外生殖器部位的硬下疳（初疮）从丘疹糜烂为硬块。直肠、口腔等部位也可发生，伴之以局部淋巴结肿大，多可活动无压痛。

　　二期梅毒：分早发和复发梅毒。起病2个月后全身出现皮肤发痒，患者发热、头痛、疲倦、消瘦，广泛性、对称性、无痛性皮疹遍布全身，淋巴结肿大，质硬，还可出现骨炎、关节炎、骨膜炎、视网膜炎、虹膜炎、脑膜炎等，有的还出现虫蚀状或指甲变型、脱落，称为"扁平湿疣"，活跃而富传染性。

　　三期梅毒：感染后4年或更久，传染性小，破坏机体严重，皮肤损害出现结节，树胶肿（梅毒瘤）、脓疮及溃疡（恶性梅毒）。

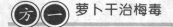

方一　萝卜干治梅毒

原料：萝卜干。

制用法：烧黑研末，1次半茶匙，每日3次，用清水服。

功效：用于治疗梅毒。

地丁草治梅毒

原料：紫花地丁草、煅露蜂房、乳香、没药、升麻各9克。

制用法：为末，每服15克，酒调下。

功效：用于治疗梅毒日夜痛，不能行动。

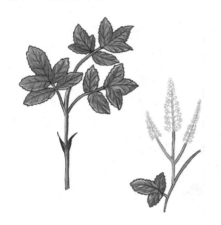

升 麻

方三 五倍子治阴囊上生疮

原料：五倍子、黄柏、滑石、轻粉各等份。

制用法：为末，搽数次即愈。

功效：用于治疗阴囊上生疮，流黄水，不能行走。

方四 土茯苓治梅毒

原料：土茯苓11克，木通、金银花、茯苓、防风、川芎、大黄各3.8克。

制用法：用810毫升水煎至540毫升，每日分4～5次，温服。

功效：对排除梅毒毒素有特效。

滑石治下阴疮疼

原料：滑石、密陀僧、寒水石各15克，腻粉、麝香各少许。

制用法：上为末，油调敷或干贴患处。

功效：用于治疗下阴疮疼不止。

红升丹治梅毒

原料：红升丹、白凡士林各10克。

制用法：混合后外涂患处，每日1～2次。

功效：用于治疗梅毒。